高级卫生专业技术资格考试用书

超声医学全真模拟试卷与解析

全真模拟试卷

主　编　郑　渤

副主编　刘寒月　陈月新　苏　丹　鞠　浩

编　委　门翠伟　王　莹　田　厦　刘　川　刘璐璐

　　　　李婷婷　吴祉静　吴　俣　张　柳　范海静

　　　　常佳明

中国健康传媒集团
中国医药科技出版社

内 容 提 要

根据人力资源和社会保障部、卫健委《关于深化卫生事业单位人事制度改革的实施意见》和《加强卫生专业技术职务评聘工作的通知》，高级卫生专业技术资格采取考试和评审结合的办法取得。本书是"高级卫生专业技术资格考试用书"系列之一，紧扣高级卫生专业技术资格考试前沿与新版考纲，包括两个分册："全真模拟试卷"包含题型说明与 6 套高度仿真模拟试卷，其所设题目数量、题型比例分配、难易程度、考核知识点构架均严格模拟真题；"答案解析"为 6 套模拟试卷的全解析版，有助于考生及时检验复习效果，有的放矢地归纳、梳理并记忆考试重点、难点与易错点。本书主要适用于参加卫生专业技术资格高级职称考试（副高、正高）评审申报人员在最后阶段冲刺备考，高分通过考核。

图书在版编目（CIP）数据

超声医学全真模拟试卷与解析／郑渤主编 . —北京：中国医药科技出版社，2023. 12

高级卫生专业技术资格考试用书

ISBN 978 - 7 - 5214 - 4283 - 0

Ⅰ. ①超… Ⅱ. ①郑… Ⅲ. ①超声波诊断 - 资格考试 - 自学参考资料 Ⅳ. ①R445.1

中国国家版本馆 CIP 数据核字（2023）第 213724 号

美术编辑 　陈君杞
责任编辑 　高一鹭 　董佳敏
版式设计 　友全图文
出版 　**中国健康传媒集团** | 中国医药科技出版社
地址 　北京市海淀区文慧园北路甲 22 号
邮编 　100082
电话 　发行：010 - 62227427 　邮购：010 - 62236938
网址 　www. cmstp. com
规格 　787 × 1092 mm $\frac{1}{16}$
印张 　9 $\frac{1}{2}$
字数 　205 千字
版次 　2023 年 12 月第 1 版
印次 　2023 年 12 月第 1 次印刷
印刷 　北京紫瑞利印刷有限公司
经销 　全国各地新华书店
书号 　ISBN 978 - 7 - 5214 - 4283 - 0
定价 　**52. 00 元**

获取新书信息、投稿、为图书纠错，请扫码联系我们。

题型说明

一、**单选题：每道试题由 1 个题干和 5 个备选答案组成，题干在前，选项在后。选项 A、B、C、D、E 中只有 1 个为正确答案，其余均为干扰选项。**

例：心脏超声检查时，下列最常用的探头是

　A. 相控阵探头　　B. 线阵探头
　C. TEE 探头　　　D. 凸阵探头
　E. 环阵探头

　答案：A

　解析：相控阵探头是一种具有多个发射和接收元件的超声探头，可以通过改变元件的激发和接收顺序来形成和调整超声波束。相控阵探头具有较高的分辨率和成像质量，适用于心脏超声检查。

二、**多选题：每道试题由 1 个题干和 5 个备选答案组成，题干在前，选项在后。选项 A、B、C、D、E 中至少有 2 个正确答案。**

例：关于高血压性心脏病的超声表现，正确的是

　A. 病程较长的患者可出现左心室肥厚
　B. 可由各种肾脏病变引起
　C. 左心房可轻度增大
　D. 右心房明显增大
　E. 室间隔与左心室后壁可增厚

　答案：ABCE

解析：长期高血压会导致心脏负荷增加，引起左心室壁增厚，出现左心室肥厚的超声表现。肾脏病变如肾动脉狭窄、肾小球肾炎等可以导致高血压，进而引发高血压性心脏病。长期高血压会导致左心室负荷增加，引起左心房扩大，超声中可见左心房轻度增大，一般不会引起明显的右心房增大。长期高血压会导致左心室壁肥厚，包括室间隔和左心室后壁的厚度增加，超声中可见室间隔与左心室后壁增厚。

三、**共用题干单选题：以叙述一个以单一患者或家庭为中心的临床情景，提出 2～6 个相互独立的问题，问题可随病情的发展逐步增加部分新信息，每个问题只有 1 个正确答案，以考查临床综合能力。答题过程是不可逆的，即进入下一问后不能再返回修改所有前面的答案。**

例：（1～2 题共用题干）

　患儿，男，7 岁。偶然体检听诊发现心脏杂音。超声心动图检查提示房间隔中部回声中断，彩色多普勒示左向右分流束。

1. 患儿最可能诊断为

　A. 房间隔缺损
　B. 法洛四联症
　C. 动脉导管未闭
　D. 室间隔缺损
　E. 心内膜垫缺损

　答案：A

　解析：房间隔缺损是指心脏房间隔的缺损，使得氧合血流从左心房流入右心房，导致左向右分流。超声心动图中的房间隔中部回声中断和左向右分流束是房间隔缺损的典型表现。

2. 患儿超声心动图上不会出现的表现是

　A. 缺损两端房间隔增厚
　B. 肺动脉增宽
　C. 右心室缩小
　D. 右心房扩大
　E. 室间隔与左心室后壁同向运动

　答案：C

解析: 房间隔缺损导致左向右分流,使得右心室向外排血量增加,通常会导致右心室扩大而非缩小。

四、案例分析题:每道案例分析题有 3～12 问。每问的备选答案至少 6 个,最多 12 个,正确答案及错误答案的个数不定。考生每选对一个正确答案给 1 个得分点,选错一个扣 1 个得分点,直至扣至本问得分为 0,即不含得负分。案例分析题的答题过程是不可逆的,即进入下一问后不能再返回修改所有前面的答案。

例:(1～3 题共用题干)

患者,男,57 岁。乙型病毒性肝炎史20 年,未规律抗病毒治疗。6 个月前,患者出现乏力、双下肢水肿、腹胀,体重下降10kg。查体:面色晦暗,胸前可见蜘蛛痣。肝脏质地较硬,边缘不光滑,脾大,肋下可触及。腹部膨隆,移动性浊音(+)。

1. 为评估患者病情,首选的检查包括
   A. 血常规和肝功能全套
   B. 纤维化检查
   C. 乙型肝炎病毒定量
   D. 食管－胃底钡剂造影
   E. 上腹部超声
   F. MRI
   答案: ABCE
   解析: 血常规可以评估患者的贫血情况,肝功能全套可以评估肝功能是否异常。纤维化检查可以评估肝脏纤维化程度,了解病情的严重程度。乙型肝炎病毒定量可以评估病毒复制水平,指导抗病毒治疗。食管－胃底钡剂造影主要用于评估食管静脉曲张,对于评估肝脏病变的程度不是首选检查。上腹部超声可以评估肝脏和脾脏的大小、形态,检查有无肝硬化、脾脏增大等。MRI 对于评估肝脏病变的程度不是首选检查,一般情况下可以选择上腹部超

声作为初步评估的检查。

2. 上腹部超声提示:患者肝右叶可见一低回声肿块,形态尚可,边界清,周围可见声晕,其内可见穿支血管。为明确肿块性质,进一步可选择的检查有
   A. 超声造影
   B. CT 增强
   C. MRI 平扫
   D. 腹部平片
   E. 超声引导下穿刺
   F. 钡剂造影
   答案: ABE
   解析: 根据患者的病史和体检结果,可疑肝癌。为了明确肿块的性质,进一步可选择的检查有超声造影、CT 增强和超声引导下穿刺。超声造影是一种通过注射含有微小气泡的造影剂,提高肝脏血流的可视化程度,从而更好地观察肿块的血供情况。它可以帮助确定肿块的性质,如良性还是恶性。CT 增强通过给患者静脉注射造影剂,然后进行 CT 扫描来观察肝脏内的病变。它可以提供更详细的肿块形态和血供信息,帮助确定肿块的性质。超声引导穿刺是一种通过超声引导进行肿块穿刺,获取组织样本进行病理学检查的方法。这是最直接、最准确的方法来确定肿块的性质。MRI 平扫可以提供更详细的肿块形态和组织结构信息,但在肝脏病变的鉴别诊断中,CT 增强更常用。腹部平片和钡剂造影对于肝脏肿块的鉴别诊断没有太大帮助,因此不是首选的检查方法。

3. 肝癌的主要治疗方式有
   A. 射频消融
   B. 手术治疗
   C. TACE
   D. 中药治疗
   E. 靶向药物治疗
   F. 肝移植
   答案: ABCEF

解析：肝癌的主要治疗方式包括射频消融、手术治疗、经动脉化疗栓塞（TACE）、靶向药物治疗和肝移植。射频消融是通过导入射频电极，产生高频电流使电极产生热能，从而破坏肿瘤组织。手术治疗是切除肝癌组织的常见方法，可以通过肝切除术或肝移植术来达到治疗目的。TACE是将化疗药物通过肝动脉导管注入肝癌血管，同时还可以通过栓塞剂阻断肝癌的血液供应，从而达到治疗效果。靶向药物治疗是利用靶向药物抑制肿瘤生长和扩散的方法，常用的靶向药物包括索拉非尼、雷帕替尼等。肝移植是将健康的供体肝脏移植到患者体内，是治疗晚期肝癌的有效方法，但适应证非常严格。中药治疗在肝癌的治疗中并不是主要的治疗方式。

目 录

·全真模拟试卷（一）

·· 1

·全真模拟试卷（二）

·· 13

·全真模拟试卷（三）

·· 25

·全真模拟试卷（四）

·· 37

·全真模拟试卷（五）

·· 49

·全真模拟试卷（六）

·· 62

全真模拟试卷（一）

一、单选题：每道试题由 1 个题干和 5 个备选答案组成，题干在前，选项在后。选项 A、B、C、D、E 中只有 1 个为正确答案，其余均为干扰选项。

1. 超声屏幕每秒钟实时显示的图像数称为
   A. 脉冲重复频率
   B. 脉冲持续时间
   C. 帧频
   D. 脉冲重复周期
   E. 脉冲长度

2. 超声波是指超过人耳听觉上限的声波，其频率通常大于
   A. 2000Hz
   B. 1000Hz
   C. 10000Hz
   D. 20000Hz
   E. 2MHz

3. 下列组织中，传播超声速度最快的是
   A. 胆汁
   B. 肌肉
   C. 骨骼
   D. 血液
   E. 肝

4. 拟了解所检测的血管的血流是否为高阻力，应使用频谱多普勒测量的指标是
   A. 收缩期速度（V_s）
   B. 阻力指数（RI）
   C. 平均速度（V_m）
   D. 速度时间积分（VTI）
   E. 舒张末期速度（V_d）

5. 穿刺活检针是以内、外两种径中的哪种径划分，何谓粗针，何谓细针
   A. 外径，>1.0mm 为粗针，≤1.0mm 为细针
   B. 内径，>1.0mm 为粗针，≤1.0mm 为细针
   C. 外径，>0.8mm 为粗针，≤0.8mm 为细针
   D. 内径，>0.6mm 为粗针，≤0.6mm 为细针
   E. 外径，>1.1mm 为粗针，≤0.5mm 为细针

6. 下列项目中，超声引导穿刺精确性的影响因素包括
   ①超声仪分辨率；②声束厚度；③穿刺目标大，影响不明显；④穿刺目标大，影响明显；⑤穿刺目标小，影响不明显；⑥穿刺目标小，影响明显
   A. ①②③⑥
   B. ②③④⑤
   C. ①②④⑤
   D. ①②③⑤
   E. ②④⑤⑥

7. 心脏的纤维骨架不包括
   A. 左纤维三角
   B. 圆锥韧带
   C. 瓣纤维环
   D. 室上嵴
   E. 右纤维三角

8. 主动脉瓣的解剖结构特点是
   A. 一个大瓣，称欧氏瓣
   B. 三个半月瓣，分别称为前、左、右瓣
   C. 三个近似三角形的帆状瓣膜
   D. 三个半月形的瓣膜，分别称为左、右、无冠状瓣
   E. 两个近似三角形的帆状瓣膜

9. 正常二尖瓣口舒张期血流频谱 E 峰出现在
   A. 心房收缩期
   B. 左室快速充盈期
   C. 左室缓慢充盈期

D. 左室等容舒张期

E. 左室等容收缩期

10. 风湿性左房室瓣狭窄行 M 型超声检查时，左房室瓣前叶最典型的改变为
    A. 舒张期开放呈城墙样改变
    B. 前叶呈吊床样改变
    C. 前、后叶递向活动，E 峰与 A 峰振幅相等
    D. 左心室腔扩大，左心房室瓣开口减小
    E. SAM 征

11. 用超声心动图观察二尖瓣关闭不全，其常用切面不包括
    A. 左室长轴切面
    B. 心尖三腔心切面
    C. 心尖四腔心切面
    D. 二尖瓣水平左室短轴切面
    E. 左室短轴心尖水平切面

12. 二尖瓣舒张期震颤波常见于
    A. 肥厚型心肌病
    B. 二尖瓣狭窄
    C. 缩窄性心包炎
    D. 扩张型心肌病
    E. 主动脉瓣关闭不全

13. 扩张型心肌病患者，二尖瓣 M 型超声心动图表现为
    A. 城墙样改变
    B. 舒张期细震颤
    C. 吊床征
    D. SAM 现象
    E. 钻石征

14. 梗阻性肥厚型心肌病患者，左室流出道内射流频谱为
    A. 峰值后移，呈匕首状单峰充填型，峰速通常 >4m/s
    B. 峰值前移，呈匕首状单峰充填型，峰速通常 >3m/s
    C. 峰值后移，呈双峰状，峰速通常 >2m/s
    D. 峰值前移，呈双峰状，峰速通常 >2m/s
    E. 峰值后移，呈双峰状，峰速通常 >4m/s

15. 下列关于肋膈隐窝的叙述，正确的是
    A. 由脏、壁两层胸膜构成
    B. 由脏胸膜返折形成
    D. 呼气时缩小
    C. 是胸膜腔位置最低处
    E. 吸气时增大

16. 下列关于胸壁结核的超声叙述，错误的是
    A. 病灶多呈低回声
    B. 病灶位于胸壁内
    C. 彩色多普勒病灶部位血流为低流速
    D. 低回声周边回声增强、增厚
    E. 若出现干酪样坏死，则病变内可见不规则无回声区，常伴有强回声钙化影和后伴声影

17. 关于黄体囊肿的超声诊断要点，下列描述正确的是
    A. 黄体囊肿急性出血期，囊内可见高回声血凝块
    B. 超声表现变化较大，取决于囊内出血量及出血时间
    C. 一侧卵巢内实性低回声
    D. CDFI 检测，典型的囊肿表现为壁无血流信号或少许细条状血流信号
    E. 黄体囊肿不能自行变小或消失

18. 采用经阴道超声扫查时，定位卵巢的解剖标志为
    A. 髂内动脉　　　　B. 子宫动脉
    C. 髂总动脉　　　　D. 髂外动脉
    E. 卵巢动脉

19. 关于双子宫畸形，下列叙述正确的是
    A. 形态与正常子宫一样
    B. 两侧副中肾管在融合过程中出现异常
    C. 两侧副中肾管在吸收过程中出现异常
    D. 多伴有卵巢和输卵管缺如
    E. 只有一个宫颈

20. 关于结节性甲状腺肿的超声特点，错误的是
    A. 颈前部肿大、增粗
    B. 甲状腺内多个结节
    C. 结节大小不等、分布不均
    D. CDFI 示：血流丰富，沿结节绕行
    E. 结节均为实性

21. 患者，男，15 岁。平时无症状，查体：胸骨左缘可闻及 2 级收缩期吹风样杂音，超声心动图示前乳头肌与室间隔之间有一条索状回声。患者最可能诊断为
    A. 风湿性心脏病二尖瓣狭窄
    B. 法洛四联症
    C. 左心室假腱索
    D. 动脉导管未闭
    E. 扩张型心肌病

22. 患者，男，35 岁。活动后心悸、气短 2 年，超声心动图于左室长轴切面观察到收缩期二尖瓣瓣体突向左房。患者最可能诊断为
    A. 二尖瓣相对狭窄
    B. 二尖瓣脱垂
    C. 二尖瓣狭窄
    D. 二尖瓣瓣裂
    E. 二尖瓣钙化

23. 患儿，女，6 个月。临床主要表现为发绀，经皮血氧饱和度约 38%。超声心动图提示有先天性心脏病。下列最可能的诊断是
    A. 房间隔缺损
    B. 左上腔静脉残存
    C. 大动脉转位
    D. 室间隔缺损
    E. 右心室双腔心

24. 患者，女，32 岁。行超声心动图检查，二维超声显示左肺动脉与降主动脉之间导管相沟通，CDFI 示该处有连续性左向右分流，其声像图如下。根据以上超声表现，患者可能诊断为

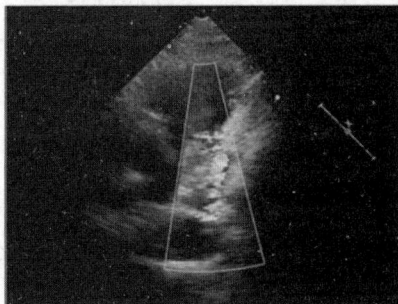

（彩图见附图 1）

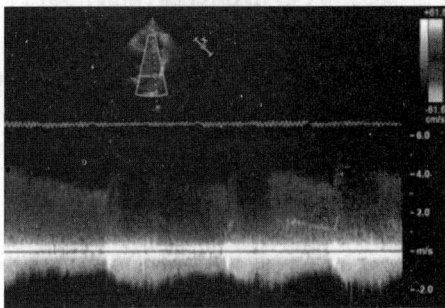

（彩图见附图 2）

    A. 冠状动脉 – 肺动脉瘘
    B. 主 – 肺动脉间隔缺损
    C. 动脉导管未闭
    D. 肺动脉瓣狭窄
    E. 肺动脉吊带

25. 患者，男，34 岁。排便异常 1 年，现因腹痛来诊。超声检查显示：右侧腹部分肠管肠壁不规则增厚，肠腔明显狭窄，横断面呈不典型的同心圆改变，

纵切面见多层肠壁近似平行排列，近段肠管扩张，肠内容物见逆蠕动出现。患者最可能的诊断是

A. 肠梗阻

B. 肠癌继发肠套叠

C. 克罗恩病

D. 肠结核

E. 肠扭转

二、多选题：每道试题由 1 个题干和 5 个备选答案组成，题干在前，选项在后。选项 A、B、C、D、E 中至少有 2 个正确答案。

26. 关于超声波在人体中传播的速度，下列叙述正确的是

A. 与人体中组织的特性阻抗有关

B. 与人体中组织的密度有关

C. 与人体中组织的弹性有关

D. 与温度无关

E. 与超声波的频率有关

27. 超声的三个基本物理量是

A. 波长　　　　　B. 声速

C. 声阻抗　　　　D. 频率

E. 声密度

28. 关于声场，下列叙述错误的是

A. 中场声束形态和声能分布界于近场和远场之间

B. 声场分为近、远场

C. 声场分为近、中、远场

D. 远场声束扩散，呈喇叭形，但临床上声能分布不均匀

E. 近场声束集中，呈规则的圆柱形，但声能分布极不均匀

29. 调节"彩超"中的速度标尺及滤波范围，下列正确的是

A. 高速血流选择高速标尺

B. 低速血流选择低速标尺

C. 消除低频信号干扰，应采用低速

标尺

D. 高通道滤波适合检查高速血流

E. 低通道滤波适合检查低速血流

30. 关于湍流，叙述错误的是

A. 流体速度多变，方向不变

B. 流体速度及方向不变

C. 流体速度及方向多变

D. 流体不分层流动

E. 流体呈分层、规律的流动

31. 关于正常心脏解剖，下列叙述正确的是

A. 肺动脉起始段与主动脉起始段相互呈平行走行

B. 肺动脉起始段与主动脉起始段相互呈交叉走行

C. 肺动脉起始段位于主动脉起始段右下方位

D. 肺动脉起始段位于主动脉起始段左前方位

E. 主动脉瓣与肺动脉瓣均为半月瓣

32. 下列符合二尖瓣脱垂诊断的有

A. M 型超声上二尖瓣曲线 CD 段呈吊床样改变

B. 室间隔与左心室后壁运动幅度增大

C. 左心房、左心室增大

D. 左心室壁呈对称性增厚

E. 左心室后壁与室间隔呈同向运动

33. 室间隔巨大缺损伴有肺动脉高压，超声上可能出现的征象包括

A. 肺动脉反流压差 <25mmHg

B. 右心室壁出现肥厚

C. 三尖瓣反流压差可 >40mmHg

D. 心室水平左至右分流速度明显增加

E. 右心声学造影时左心室显影

34. 单心室的主要超声心动图表现包括

A. 单心室腔内的血液进入两大动脉

B. 单心室腔内的血液只进入肺动脉

C. 单心室腔内的血液只进入主动脉

D. 单心室腔内的动静脉血流混为一体

E. 双心房的血流均进入单一心室腔

35. 下列先天性心脏病中，可能并发肺动脉高压的有

    A. 动脉导管未闭

    B. 房间隔缺损

    C. 室间隔缺损

    D. 肺动脉瓣狭窄

    E. 主动脉窦瘤破入右心室流出道

36. 关于气胸的超声征象，叙述正确的是

    A. 存在"肺滑动"征

    B. 增强的 A 线

    C. B 线

    D. "肺滑动"征消失

    E. M 型超声可见"平流层"征

37. 肺炎性病变的超声表现有

    A. 病灶呈低回声

    B. 内部回声呈等回声

    C. 病灶边缘清晰

    D. 伴有出血或坏死

    E. 可见肺实质内残留空气引起的点状强回声

38. 下列选项中，属于急性肝炎超声表现的有

    A. 肝实质回声较正常减弱

    B. 肝各径线增大

    C. 肝形态饱满但表面平滑

    D. 胆囊壁水肿增厚，胆囊缩小

    E. 肝后方回声明显衰减

39. 下列表现为血管瘤超声诊断特征的是

    A. "牛眼"征

    B. "马赛克"征

    C. "边缘裂隙"征

    D. "浮雕"征

    E. "水上百合"征

40. 下列关于无回声型转移性肝癌的叙述，正确的是

    A. 多见于卵巢、胰腺等部位的黏液性囊腺癌转移

    B. 内壁多较光滑

    C. 囊壁可厚薄不均

    D. 以液性无回声为特征

    E. 内壁可见乳头状强回声向囊腔内隆起

41. 腹膜后超声检查患者可选用的体位是

    A. 仰卧位   B. 站立位

    C. 俯卧位   D. 胸膝卧位

    E. 侧卧位

42. 子宫体壁不包括

    A. 浆膜下层   B. 内膜层

    C. 肌层   D. 浆膜层

    E. 内膜下层

43. 关于卵巢子宫内膜异位症，下列叙述正确的是

    A. 卵巢子宫内膜异位症可累及单侧或双侧

    B. 可单发或多发

    C. 囊肿边缘薄而光滑

    D. 囊肿多与周围组织紧密粘连

    E. 囊壁及分隔上可见少量血流信号

44. 关于卵巢囊性畸胎瘤，下列叙述正确的是

    A. 肿瘤内容物含多种成熟组织

    B. 肿瘤成分以内胚层为主

    C. 可发生于任何年龄

    D. 多发生于单侧

    E. 以 20~40 岁多见

45. 在甲状腺结节超声图像上，钙化类型包括

    A. 环状钙化   B. 粗钙化

C. 微钙化　　　　　D. 蛋壳样钙化

E. 中央型钙化

46. 血管瘤彩色多普勒超声检查表现为

    A. 肿块内部呈现为无回声区

    B. 肿块内部呈现为高回声区

    C. 可见红色和蓝色相交的血流信号填充（低速血流为主）

    D. 后方有时可见其供血大血管血流信号

    E. 加压试验时可见肿块内部蓝色和红色信号交替出现

47. 四肢大、中静脉脉冲多普勒的特征有

    A. 周期性

    B. 自发性

    C. 乏氏反应

    D. 人工挤压肢体远端血流速度增加

    E. 单向回心血流

48. 在进行右肋缘下斜断扫查肝静脉时，患者取仰卧位，将探头放置于右肋缘下，主要显示

    A. 肝右静脉

    B. 肝中静脉

    C. 肝左静脉

    D. 肠系膜上动脉

    E. 肠系膜上静脉

三、共用题干单选题：以叙述一个以单一患者或家庭为中心的临床情景，提出 2～6 个相互独立的问题，问题可随病情的发展逐步增加部分新信息，每个问题只有 1 个正确答案，以考查临床综合能力。答题过程是不可逆的，即进入下一问后不能再返回修改所有前面的答案。

(49～51 题共用题干)

患者，男，48 岁。因患有慢性胰腺炎 3 年就诊，进行超声临床诊断。

49. 三维超声成像应用于体表器官及组织

中时，可显示常规二维超声不能显示的切面图像为

    A. 水平切面　　　　B. 冠状切面

    C. 矢状切面　　　　D. 横向切面

    E. 斜断面

50. 下列不符合慢性胰腺炎的临床声像图特征的是

    A. 可形成假性囊肿

    B. 主胰管可扩张

    C. 与酗酒有关

    D. 胰腺呈水肿样低回声

    E. 胰腺导管不同程度扩张，呈串珠状

51. 对于超声检查胰腺前患者的准备，下列叙述正确的是

    A. 检查需空腹，前 1 天晚餐后禁食，必要时检查前饮水 500～1000ml 充盈胃腔

    B. 检查前只需充盈膀胱

    C. 检查前需空腹，并检查肝功能

    D. 检查前需排空膀胱

    E. 检查前需禁食 8 小时以上，必须在上午检查

(52～53 题共用题干)

患儿，女，6 岁。肺动脉瓣区第二心音增强，超声诊断为继发孔中央型房间隔缺损，在胸骨左缘第 2、3 肋间可闻及较柔和的 2～3 级收缩期杂音。

52. 下列不属于血管多普勒血流参数的是

    A. 搏动指数（PI）

    B. 收缩/舒张比值（S/D）

    C. 血流速度 - 时间积分（VTI）

    D. 骨热指数（TIB）

    E. 压力差（PG）

53. 对于无肺动脉高压的房间隔缺损，分流处的多普勒频谱表现为

    A. 分流速度一般 >2.0m/s

    B. 分流速度 <1.0m/s

C. 连续性双期正向频谱，分流速度一般为 1.0~1.5m/s

D. 分流峰速度位于收缩早期

E. 血流速度与形态随呼吸改变

D. 右心系统增大，肺动脉增宽，肺动脉收缩压明显增高，肺动脉内可见实性回声

E. 左心系统增大，升主动脉增宽，主动脉瓣重度反流

（54~55 题共用题干）

患者，男，33 岁。因"呼吸困难，下肢浮肿"就诊。心电图示：T 波异常；X 线示：心影增大和肺淤血；超声检查显示：全心扩大，左室呈"球形"增大，左室射血分数为 35%。

54. 患者最可能的诊断是
    A. 酒精性心肌病
    B. 扩张型心肌病
    C. 冠心病心衰
    D. 肥厚型心肌病
    E. 限制型心肌病

55. 不符合患者超声表现的是
    A. "大心腔，小开口"
    B. M 型超声示二尖瓣呈"钻石样"改变
    C. 各瓣口可见反流束
    D. 室壁运动弥漫性减弱
    E. EPSS 减小

（56~57 题共用题干）

患者，男，28 岁。因"突发胸闷、气促，呼吸困难，血压下降，嘴唇发绀明显"就诊。患者主诉 1 个月前右侧股骨骨折后一直卧床休息。

56. 患者可能初步诊断为
    A. 肺炎   B. 冠心病
    C. 气胸   D. 肺栓塞
    E. 先天性心脏病

57. 下列可支持肺动脉栓塞诊断的超声心动图特征为
    A. 二尖瓣反流
    B. 左心室壁运动弥漫性减弱
    C. 左心室增大，左心室壁弥漫性增厚

（58~59 题共用题干）

患者，男，52 岁。阵发性头晕、头痛 20 年，因呼吸困难 1 小时就诊。血压曾达 180/105mmHg。查体：血压 130/80mmHg；面色苍白，口唇轻度发绀，咳嗽，端坐呼吸；心尖搏动位置左移，心率 120 次/分，律齐，肺部闻及湿啰音；踝部水肿。

58. 患者最可能诊断为
    A. 高血压性心脏病
    B. 肺栓塞
    C. 肺动脉高压
    D. 癫痫发作
    E. 心肌炎

59. 患者首先应进行的检查是
    A. 右心导管检查
    B. 超声心动图
    C. 胸部 X 线平片
    D. 肌电图
    E. 胸部 CT

（60~62 题共用题干）

患者，男，49 岁。持续性咳嗽、胸痛，胸部叩诊呈浊音，超声可见胸腔积液。

60. 如果患者有石棉接触史，超声下可见与胸部相连的圆形均匀性实质性弱回声，并有完整包膜，内部可见小无回声区及钙化强回声，瘤周围胸膜增厚，胸腔积液呈少量。则患者最可能的诊断为
    A. 胸膜纤维瘤
    B. 胸膜脂肪瘤
    C. 胸膜局限性间皮瘤
    D. 胸膜转移瘤

E. 胸膜弥漫性恶性间皮瘤

61. 如果患者呼吸困难，有石棉接触史，超声下可见胸膜弥漫增厚，可见多中心、大小不等低回声隆起，表面凹凸不平，肿瘤后方衰减，与胸膜的边界不易分清，胸腔内积液呈大量，透声欠佳。则患者最可能的诊断为

A. 胸膜纤维瘤

B. 胸膜脂肪瘤

C. 胸膜局限性间皮瘤

D. 胸膜弥漫性恶性间皮瘤

E. 胸膜转移瘤

62. 如果患者呼吸困难、胸痛，既往肺癌病史，超声可见脏层及壁层胸膜表面较均匀的弱回声（有时回声较高）。则患者最可能的诊断为

A. 转移性胸膜肿瘤

B. 胸膜间皮瘤

C. 包裹性胸腔积液

D. 恶性淋巴瘤

E. 石棉肺胸膜斑

（63～65 题共用题干）

患者，女，24 岁。月经周期第 20 天，阴道间断点滴出血 3 天，性生活后突发下腹剧烈疼痛 2 小时。超声检查：右侧附件区可见混合回声团块，边界欠清，右侧卵巢未显示，左侧卵巢显示；CDFI 示：团块内未探及明显血流信号；盆腔内游离液性暗区 5.7cm，暗区内可见点状回声。

63. 患者最可能诊断为

A. 输卵管妊娠破裂

B. 卵巢黄体囊肿破裂

C. 阑尾炎

D. 卵巢子宫内膜异位囊肿

E. 卵巢畸胎瘤

64. 该疾病最需要与下列哪种疾病进行鉴别

A. 阑尾炎

B. 卵巢子宫内膜异位囊肿

C. 输卵管妊娠破裂

D. 卵巢黄体囊肿破裂

E. 卵巢畸胎瘤

65. 下列检查中，最有助于该患者鉴别诊断的是

A. 腹部平片

B. CT

C. 血清 β－HCG 测定

D. 血清肿瘤标记物检测

E. MRI

四、案例分析题：每道案例分析题有 3～12 问。每问的备选答案至少 6 个，最多 12 个，正确答案及错误答案的个数不定。考生每选对一个正确答案给 1 个得分点，选错一个扣 1 个得分点，直至扣至本问得分为 0，即不含得负分。案例分析题的答题过程是不可逆的，即进入下一问后不能再返回修改所有前面的答案。

（66～71 题共用题干）

患者，女，40 岁。因"劳累性呼吸困难，进行性加重"就诊，主诉乏力、气短、偶有咯血。听诊：于心尖区闻及舒张期隆隆样杂音，临床诊断为风心病、二尖瓣狭窄。

66. 正常二尖瓣的频谱特点为

A. 窄带

B. 正向

C. 双峰

D. 双峰、正向、收缩期出现

E. 单峰、正向、收缩期出现

F. 舒张期出现

67. 风湿性二尖瓣狭窄的超声心动图可表现为

A. 左心房内收缩期见蓝色花彩血流

B. 舒张期二尖瓣口见红色花彩血流

C. 二尖瓣前叶呈城墙样改变

D. 左心房内舒张期见蓝色花彩血流

E. 二尖瓣舒张期震颤波

F. 二尖瓣口舒张期血流速度增快

68. 二尖瓣的改变包括

A. 二尖瓣增厚

B. 二尖瓣前后叶同向运动

C. 二尖瓣城墙样改变

D. 二尖瓣有钙化

E. 二尖瓣吊床样改变

F. 二尖瓣前后叶粘连

69. 左心房血栓的超声特点有

A. 多层状回声　　　　B. 基底部宽

C. 无蒂　　　　　　　D. 形状不规则

E. 活动度大　　　　　F. 有蒂

70. 左心房血栓应与左心房黏液瘤相鉴别，后者的诊断特点是

A. 有蒂

B. 二尖瓣前后叶反向运动

C. 无蒂

D. 活动度小

E. 活动度大

F. 基底部宽

71. 患者随后行二尖瓣人工瓣置换术，术后3天行超声心动图检查，检查中需要观察和测量的内容有

A. 人工瓣的形态

B. 人工瓣瓣口流速

C. 人工瓣的开闭情况

D. 人工瓣的位置

E. 是否存在瓣周瘘

F. 人工瓣附近的周围管道血流情况

(72~74题共用题干)

患儿，女，1岁。因"呼吸急促"就诊。听诊 P_2 亢进，临床存在肺动脉高压征象。行超声心动图检查提示：先天性心脏病。

72. 该患儿可能存在的先天性心脏病类型是

A. 肺动脉闭锁

B. 完全型心内膜垫缺损

C. 完全型肺静脉异位引流

D. 法洛四联症

E. 室间隔缺损

F. 房间隔缺损

73. 如超声心动图显示室间隔连续完整，此时应重点观察的内容为

A. 冠状动脉窦　　　　B. 房间隔

C. 垂直静脉　　　　　D. 肺静脉

E. 上、下腔静脉　　　F. 门静脉

74. 患儿确诊后进行外科手术根治。术后超声心动图检查应重点观察的内容为

A. 室间隔连续性　　　B. 左心室大小

C. 肺动脉高压　　　　D. 房间隔连续性

E. 吻合口处压差　　　F. 左心室功能

(75~78题共用题干)

患者，男，26岁。因"咳嗽、胸闷、低热、乏力20天"就诊。经肋间超声检查声像图如下。

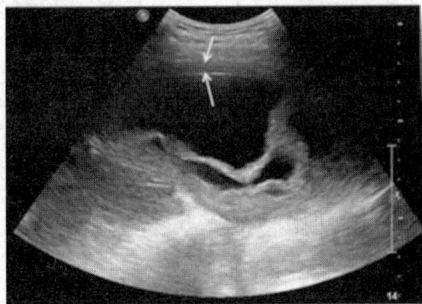

(彩图见附图3)

75. 该声像图中箭头所示的结构为

A. 增厚的脏层胸膜

B. 增厚的壁层胸膜

C. 增厚的胸膜顶

D. 增厚的膈胸膜

E. 增厚的纵隔胸膜

F. 肋间肌

76. 辨识箭头所示结构的依据不包括
    A. 紧贴胸壁内侧
    B. 不随呼吸移动
    C. 其前方为胸壁肌层回声
    D. 可见"肺滑动征"
    E. 胸腔积液将其与肺组织分离开
    F. 呈低回声

77. 该病例首先考虑的诊断为
    A. 肺炎
    B. 结核性胸膜炎
    C. 胸膜神经纤维瘤
    D. 弥漫型胸膜间皮瘤
    E. 胸膜转移瘤
    F. 支气管肺癌

78. 下列关于胸腔积液的叙述,错误的是
    A. 正常胸腔内可有少量生理性液体
    B. 病理性胸腔积液可以分为漏出液和渗出液
    C. 渗出液在临床上较为常见
    D. 少量游离的胸腔积液,仰卧位最容易检出
    E. 存在胸腔积液时,膈面引起的镜面伪像更加明显
    F. 大量胸腔积液时呼吸困难加重,可出现明显心悸,而胸痛缓解或消失

(79~83题共用题干)

患者,男,33岁,既往健康。右上腹不适、乏力、恶心、食欲下降2周,巩膜黄染1周,申请腹部超声检查。

79. 超声应重点检查的脏器是
    A. 胆囊   B. 结肠
    C. 肝内外胆管   D. 肝
    E. 胰腺   F. 膀胱

80. 超声检查显示:肝形态饱满,右肝斜径147mm,肝实质回声均匀减低,肝

内门静脉分支管壁回声增强,肝内胆管不扩张,胆总管内径6mm,胆囊大小为42mm×15mm,胆囊壁弥漫性增厚,呈双层结构,胆囊腔内未见异常回声。根据临床症状及超声检查,其黄疸可能为
    A. 先天性非溶血性黄疸
    B. 肝细胞性黄疸
    C. 低位梗阻性黄疸
    D. 高位梗阻性黄疸
    E. 溶血性黄疸
    F. 胆汁淤积性黄疸

81. 肝细胞性黄疸的病因是
    A. 败血症
    B. 肝硬化
    C. 乙型病毒性肝炎
    D. 丙型病毒性肝炎
    E. 中毒性肝炎
    F. 钩端螺旋体病

82. 实验室检查:ALT明显升高达800U/L,HBsAg(+),HBe IgM(+)。患者可能的诊断是
    A. 肝硬化
    B. 慢性肝炎
    C. 急性肝炎
    D. 急性缺血性肝坏死
    E. 重型肝炎
    F. 非特异性肝炎

83. 6个月后,超声复查肝胆可见:肝形态饱满,右肝斜径130mm,肝实质回声增粗、增强,胆囊壁弥漫性增厚,胆囊充盈欠佳,胆囊腔内可见沉积性回声点,HBsAg(+)、HBeAg(+),ALT轻度升高70U/L。此患者可能转为
    A. 胆囊炎
    B. 肝硬化

C. 缺血性肝坏死

D. 重型肝炎

E. 慢性肝炎

F. 亚急性重型肝炎

(84~88题共用题干)

患者，女，18岁。因"下腹痛2个月余"就诊。既往月经规律，初潮12岁，月经周期为28~30天，经期7天，痛经。行常规经腹部妇科超声检查。

84. 引起上述症状的可能原因为

　　A. 附件扭转

　　B. 阑尾炎

　　C. 卵巢黄体血肿

　　D. 子宫内膜息肉

　　E. 生殖道畸形导致的梗阻性疾病

　　F. 子宫内膜异位症

85. 超声检查显示子宫形态异常，对于生育期女性的生殖器畸形，下列有助于诊断的检查有

　　A. 子宫输卵管造影

　　B. 二维、三维彩超

　　C. MRI

　　D. 宫腹腔镜联合探查

　　E. 盆腔双合诊检查

　　F. 血常规

86. 还观察到右附件区有一无回声团，大小5cm，透声欠佳，未发现血流信号。则盆腔肿物可能是

　　A. 囊性成熟畸胎瘤

　　B. 卵巢黄体血肿

　　C. 卵巢子宫内膜异位囊肿

　　D. 卵巢生殖细胞恶性肿瘤

　　E. 囊腺瘤

　　F. 子宫肌瘤

87. 可导致青春期未婚女性子宫内膜异位症的畸形是

　　A. 处女膜闭锁

B. 阴道斜隔综合征

C. 残角子宫有内膜型

D. Robert子宫

E. 双子宫、双宫颈、双阴道

F. 纵隔子宫

88. 判断子宫先天性异常需要注意的因素有

　　A. 宫底形态　　　　B. 阴道

　　C. 宫颈　　　　　　D. 宫腔形态

　　E. 肾脏　　　　　　F. 卵巢

(89~91题共用题干)

患者，女，58岁。左侧头痛、耳部肿痛、轻度眩晕1周，加重伴口角歪斜、左眼闭合不全1天就诊。查体：左侧周围性面瘫。血、尿常规、血生化、电解质等未见明显异常。头颅CT：未见明显异常。左耳后部超声检查显示：左侧腮腺大小、形态未见异常，其内可见两个低回声结节，大小分别为0.5cm×0.5cm和0.4cm×0.5cm，形态规则，后者回声欠均。左侧颈部可见多个肿大淋巴结，较大者1.0cm×0.9cm，髓质、门结构可见。

89. 可能的诊断是

　　A. 腮腺恶性肿瘤伴面神经麻痹、颈部淋巴结转移

　　B. 腮腺结节病

　　C. 腮腺内淋巴结肿大、左侧颈部淋巴结反应性肿大

　　D. 腮腺结核

　　E. 化脓性腮腺炎

　　F. 鳃裂囊肿合并感染继发面神经炎

90. 应与本病进行鉴别诊断的是

　　A. 化脓性腮腺炎

　　B. 腮腺黏液表皮样癌

　　C. 流行性腮腺炎

　　D. 腮腺沃辛瘤

　　E. 腮腺混合瘤

F. 腮腺良性上皮病

91. 下一步治疗的方法包括
    A. 抗病毒治疗 B. 手术治疗
    C. 营养神经治疗 D. 穿刺活检
    E. 对症治疗   F. 糖皮质激素治疗

（92～96题共用题干）

患者，男，57岁。风湿性二尖瓣狭窄球囊扩张术后，晨起突然出现左下肢剧烈疼痛，不能站立行走。

92. 临床初步诊断为
    A. 肺动脉栓塞
    B. 下肢静脉血栓形成
    C. 病理性骨折
    D. 下肢动脉栓塞
    E. 脉管炎
    F. 心源性栓子脱落至左下肢动脉

93. 患者还可能栓塞的部位有
    A. 颈动脉栓塞
    B. 肺栓塞
    C. 肾动脉栓塞
    D. 肠系膜上动脉栓塞
    E. 腹腔干栓塞
    F. 上肢动脉栓塞

94. 如果需要进一步检查，初步首选
    A. 超声   B. CT
    C. DSA   D. 磁共振
    E. X线检查   F. CTA

95. 如果超声诊断为右股动脉栓塞，为明确诊断，还需要进行的检查有
    A. X线检查 B. 血管磁共振
    C. DSA   D. CT
    E. 血液检查 F. 增强CT

96. 如果患者心功能良好，需要进行治疗，可以采用的最佳方法是
    A. 溶栓治疗

B. 血管外科手术
C. 介入性治疗
D. 栓塞静脉内注入凝血酶
E. 观察随诊
F. 缓解治疗

（97～100题共用题干）

患者，女，38岁。自述腹部不适，触及搏动性肿块。超声诊断为腹主动脉瘤。

97. 关于腹主动脉瘤的描述，正确的是
    A. 腹主动脉明显增宽
    B. 腹主动脉内常见血栓回声
    C. 分为真性动脉瘤、假性动脉瘤和夹层动脉瘤
    D. 真性动脉瘤瘤壁与正常腹主动脉壁不相延续
    E. 可出现双下肢浮肿
    F. 可出现梗阻性黄疸

98. 下列检查中，腹主动脉瘤的辅助检查包括
    ①腹部平片；②B超；③CT；④DSA
    A. ①②   B. ②③
    C. ②③④   D. ①②③
    E. ①③④   F. ①③

99. 假性腹主动脉瘤的超声图像特点包括
    A. 腹主动脉旁显示厚壁无回声区
    B. 腹主动脉壁回声不均匀，与主动脉壁不延续
    C. 腹主动脉破口处为高速湍流
    D. 腹主动脉搏动明显
    E. 瘤腔内常可见血栓回声
    F. 腹主动脉壁上有破口

100. 腹主动脉瘤的诊断标准为内径大于
    A. 1cm   B. 2cm
    C. 3cm   D. 4cm
    E. 5cm   F. 6cm

全真模拟试卷（二）

一、单选题：每道试题由 1 个题干和 5 个备选答案组成，题干在前，选项在后。选项 A、B、C、D、E 中只有 1 个为正确答案，其余均为干扰选项。

1. 常用的超声波诊断频率为
   A. >80MHz
   B. 40~80MHz
   C. 20~40MHz
   D. 2.5~5.0MHz
   E. <1.5MHz

2. 下列对超声横向分辨力影响最大的因素是
   A. 扫描声束
   B. 探头厚度方向上的声束宽度及其聚焦性能
   C. 超声波长或频率
   D. 超声脉冲宽度
   E. 声场的远近及其能量分布

3. 为了避免混叠，脉冲重复频率至少应是最高多普勒频移的
   A. 1 倍
   B. 2 倍
   C. 3 倍
   D. 4 倍
   E. 5 倍

4. 超声引导乳腺穿刺活检的并发症，最少见的是
   A. 出血、血肿
   B. 气胸
   C. 肋间血管神经损伤
   D. 迷走反应
   E. 感染

5. 甲状腺结节穿刺一般采用的探头类型是
   A. 阴式探头
   B. 高频探头
   C. 相控阵探头
   D. 操作灵活的小凸阵探头
   E. 三维探头

6. 肾脏穿刺后最常见的并发症是
   A. 血尿
   B. 肾周围血肿
   C. 肾区叩痛、腹痛
   D. 动静脉瘘
   E. 发热、感染

7. 关于心底，下列叙述正确的是
   A. 由左、右心室组成
   B. 朝向右后上方，由大部分左心房及小部分右心房组成
   C. 由左、右心房和肺动脉及主动脉组成
   D. 由左心室组成
   E. 心底部直接与大血管相连，位置活动度大

8. 肥厚型心肌病的主要诊断方法为
   A. 二维超声
   B. M 型超声
   C. 心室造影
   D. 心电图
   E. 多普勒超声

9. 观察房间隔缺损的最佳切面为
   A. 心尖四腔心切面
   B. 胸骨旁四腔心切面
   C. 剑下双房心切面
   D. 心底大血管短轴切面
   E. 胸骨旁右室流入道切面

10. 彩色多普勒血流显像诊断二尖瓣狭窄的主要依据为

A. 二尖瓣增厚

B. 从左心房向左心室的舒张期射流及瓣口左心室侧的血流汇聚区

C. 左心房扩大

D. 二尖瓣纤维化或钙化

E. 右心室扩大

11. 下列符合主动脉瓣瓣下隔膜性狭窄的超声心动图改变的是

    A. 右室流出道探及五彩镶嵌高速血流

    B. 主动脉瓣上探及五彩镶嵌高速血流

    C. 主动脉瓣下探及隔膜样回声

    D. 右心增厚

    E. 主动脉瓣明显增厚粘连

12. 扩张型心肌病的二维超声主要表现为

    A. 左心或全心扩大，室壁收缩运动幅度普遍减低

    B. 室壁增厚率增大

    C. 室壁弥漫性增厚，室壁收缩运动幅度增大

    D. 心室扩大，心房变小

    E. 左心室正常，左心房增大

13. 下列不属于肝脏面"H"形沟内结构的是

    A. 胆囊窝   B. 肝圆韧带

    C. 下腔静脉沟   D. 第一肝门

    E. 镰状韧带

14. 超声诊断肝脓肿必须具备的条件是

    A. 膈肌运动受限

    B. 实质内以透声不好的囊性为主的病变，后方增强效应明显

    C. 右侧膈下范围大小不等的积液暗区

    D. 右侧胸腔积液

    E. 肝局部增大、形态常不规则

15. 关于测量股骨标准切面的说法，错误的是

    A. 测量股骨的骨化部分，不包括两端

的软骨部分

    B. 声束从股骨内侧扫查，完全显示股骨

    C. 声束与股骨长径垂直

    D. 股骨两端呈平行的斜面

    E. 测量点放在股骨两端斜面的中点上

16. 甲状腺腺瘤的超声特征是

    A. 肿物边缘光滑，无包膜，呈低回声

    B. 肿物边缘不光滑，无包膜，呈低回声

    C. 肿物边缘光滑，有包膜，呈低回声

    D. 肿物边缘不光滑，有包膜，呈低回声

    E. 肿物边缘光滑，有包膜，呈强回声

17. 在超声显示上，有特征性的乳腺癌是

    A. 腺癌

    B. 导管内乳头状癌

    C. 黏液癌

    D. 未分化癌

    E. 炎性乳癌

18. 下列关于椎动脉的叙述，错误的是

    A. 椎动脉进入椎动脉孔沿椎动脉沟入颅

    B. 椎动脉由双侧颈总动脉发出

    C. 椎动脉由双侧锁骨下动脉到第六颈椎发出

    D. 双侧椎动脉在脑桥下端合并为基底动脉

    E. 椎动脉到脑桥、中脑交界处又分为左、右大脑后动脉

19. 腹主动脉壁间动脉瘤最典型的征象是

    A. 血栓形成   B. 双腔

    C. 内膜瓣   D. 狭窄腔

    E. 腹水

20. 在下列哪种腹部静脉附近常可发现部分胰头

A. 下腔静脉　　　　B. 门静脉

C. 脾静脉　　　　　D. 肾静脉

E. 肠系膜上静脉

21. 患者，女，30 岁。行超声心动图检查，

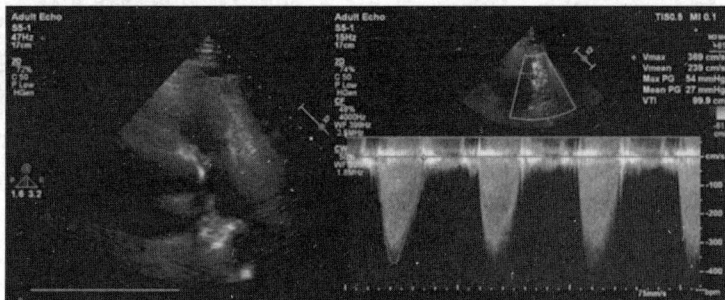

（彩图见附图 4）

A. 肺动脉瓣上狭窄

B. 肺动脉瓣狭窄

C. 房间隔缺损

D. 肺动脉瓣下狭窄

E. 室间隔缺损

22. 患者，男，75 岁。一周前因心梗急诊
入院，二维超声显示室间隔呈瘤样突
向右室侧，并可见回声中断，残端极
不规则且回声不增强，此处室间隔运
动消失。患者最可能的诊断是

A. 动脉导管未闭

B. 室间隔缺损

C. 房间隔缺损

D. 室间隔穿孔

E. 心脏破裂

23. 患儿，女，6 岁。诊断为先天性心脏
病。下列超声表现符合干下型室间隔
缺损的是

A. 右心房扩大

B. 心尖五心腔切面显示室间隔缺损在
三尖瓣隔瓣下

C. 胸骨左缘右心室流出道长轴切面
上，显示室间隔缺损位于肺动脉
瓣下

二维超声显示肺动脉瓣增厚，开放呈
圆顶状，CDFI 显示该处收缩期高速湍
流（如下图）。根据以上超声表现，患
者可能诊断为

D. 肺动脉变细

E. 大动脉短轴切面，显示室间隔缺损
位于 11 点钟方向

24. 患者，女，33 岁。哺乳期发现双乳肿
块。超声检查显示：双乳内各有数个
大小不等的无回声团，边界光滑，后
方回声增强。患者最可能的诊断是

A. 乳腺炎　　　　　B. 乳腺脓肿

C. 乳腺囊肿　　　　D. 乳腺增生

E. 乳腺腺瘤

25. 患者，女，27 岁。葡萄胎清宫术后 3
天。超声检查：左侧卵巢增大，内可
见大小为 8.4cm×7.8cm×8.8cm 的囊
性团块，边界清楚、包膜完整，有多
个分隔，内透声性较好。患者最可能
诊断为

A. 卵巢过度刺激综合征

B. 卵巢黄素化囊肿

C. 卵巢冠囊肿

D. 卵巢滤泡囊肿

E. 卵巢皮样囊肿

二、多选题：每道试题由 1 个题干和 5 个
备选答案组成，题干在前，选项在后。
选项 A、B、C、D、E 中至少有 2 个

正确答案。

26. 影响超声剂量的因素包括
    A. 脉冲重复频率
    B. 声功率
    C. 超声发射频率
    D. 发射脉冲的宽度
    E. 作用时间

27. 采用聚焦技术的优点包括
    A. 远场区的非聚焦部分的散焦现象消失
    B. 改善图像的横向分辨力
    C. 可避免近场区声能分布不均的现象
    D. 可使聚焦区超声束变细，减少声束衰减
    E. 改善图像的侧向分辨力

28. 彩色多普勒成像采用高通滤波器的作用包括
    A. 使流速测定准确
    B. 使低速血流显示清楚
    C. 使高速血流显示清楚
    D. 使血流方向显示准确
    E. 防止组织低速运动的干扰

29. 通过下列哪些器具可以完成甲状腺结节活检
    A. 活检针   B. 定位针
    C. 套管针   D. 射频消融针
    E. 引流管

30. 下列情况中，可行肝肾囊肿穿刺抽液硬化治疗的是
    A. 单纯性囊肿直径 >5cm
    B. 单纯性囊肿产生压迫症状
    C. 囊性肾癌
    D. 肾盂旁囊肿并与肾盏相通
    E. 不能排除血管瘤的囊性病变

31. 扩张型心肌病的超声特征包括
    A. 左心室扩大，短轴切面呈球形
    B. 二尖瓣开放面积缩小
    C. 室壁活动幅度增强
    D. 收缩期左、右心房内可见源于二、三尖瓣口的花色反流束
    E. 心脏收缩功能减低

32. 主动脉夹层的超声表现主要有
    A. 主动脉扩张
    B. 真腔和假腔
    C. 冠状窦瘤
    D. 剥脱的内膜片
    E. 假腔内血栓

33. 下列关于胸膜及胸膜腔的叙述，正确的是
    A. 胸膜为一薄层浆膜，分为脏、壁两层
    B. 在肺根下方相互移行的两层胸膜形成肺韧带
    C. 脏、壁两层胸膜间完全封闭的潜在腔隙称为胸膜腔
    D. 胸膜腔左右各一，互相连通
    E. 正常时胸膜腔内的压力始终为负压，其内不含液体

34. 下列选项中，属于渗出性胸腔积液的是
    A. 脓胸
    B. 血胸
    C. 浆液性胸腔积液
    D. 心力衰竭所致胸腔积液
    E. 肝硬化所致胸腔积液

35. 下列关于游离胸腔积液的叙述，正确的是
    A. 少量胸腔积液积聚于胸腔最底部
    B. 患者取仰卧位，探头应与床面垂直扫查
    C. 需与腹水、膈下积液及膈胸膜增厚相鉴别
    D. 大量胸腔积液时，肺组织受压上移

E. 患者取坐位，从肩胛线或腋后线肋间扫查

36. 关于肝门的叙述，正确的是
    A. 三支肝静脉汇入下腔静脉处为第三肝门
    B. 第一肝门内有肝固有动脉、门静脉、肝管
    C. 第二肝门在第一肝门上方约5cm处
    D. 第一肝门内肝管在前、肝固有动脉居中、门静脉在后
    E. 横沟为第一肝门所在

37. 关于肝囊肿的叙述，正确的是
    A. 后方多无增强效应
    B. 类圆形的无回声区
    C. 内部透声良好的无回声
    D. 囊壁菲薄、光滑、整齐
    E. 常伴有侧方声影

38. 关于肝血管瘤的叙述，正确的是
    A. 呈圆球状、椭圆形或不规则形
    B. 呈高回声、低回声、混合回声及无回声型
    C. 较小高回声型呈"浮雕状改变"
    D. 内部及周边血流丰富
    E. 加压变形

39. 胆总管分段包括
    A. 十二指肠上段
    B. 十二指肠后段
    C. 十二指肠壁段
    D. 胰腺段
    E. 十二指肠下段

40. 关于子宫动脉，下列叙述正确的是
    A. 在宫体与宫颈交界水平两侧可显示子宫动脉血流
    B. 双侧子宫动脉血流频谱形态及流速较对称
    C. 子宫动脉起自髂外动脉

D. 频谱呈尖峰状，单相，上升速度快，下降速度稍慢
E. 子宫动脉的阻力指数随月经周期呈规律性变化

41. 关于子宫内膜息肉，下列叙述正确的有
    A. 声像图多表现为宫腔内单发或多发的局限性中高回声
    B. 息肉蒂部内膜基底层完整，与肌层分界清晰
    C. 多数病例可在息肉蒂部显示点状或短条状血流信号
    D. 可致内膜基底线变形或中断
    E. 绝经后患者内膜息肉易发生囊性变

42. 卵巢瘤样病变包括
    A. 多囊卵巢综合征
    B. 卵巢滤泡囊肿
    C. 卵巢黄素化囊肿
    D. 卵巢过度刺激综合征
    E. 卵巢子宫内膜异位囊肿

43. 关于胎儿动脉导管提前收缩，其超声诊断要点包括
    A. 二维超声动脉导管局部内径小，可呈"沙漏"样改变
    B. 伴有三尖瓣反流
    C. 伴有右心增大，肺动脉扩张
    D. 血流速度增快，收缩期峰值流速200~300cm/s，舒张期>35cm/s，搏动指数<1.9
    E. 血流速度减慢

44. 羊膜带综合征的声像图表现有
    A. 常合并羊水过多
    B. 常合并羊水过少
    C. 羊水中可见带状回声，且与胎儿身体某部附贴或相连
    D. 胎儿胎动多受限制
    E. 常并发多种畸形

45. 关于甲状腺腺瘤与结节性甲状腺肿的超声表现，叙述错误的是
   A. 甲状腺腺瘤多为单个结节
   B. 结节性甲状腺肿通常为多个结节
   C. 结节性甲状腺肿可合并腺瘤或腺瘤样变
   D. 甲状腺腺瘤通常为多个结节
   E. 结节性甲状腺肿不可能为单个结节

46. 伴有后方回声增强的乳腺病变或结构是
   A. 扩张的导管   B. 脂肪小叶
   C. 脓肿   D. 纤维腺瘤
   E. 囊肿

47. 关于正常四肢动脉的超声特点，叙述正确的是
   A. 动脉内径由近及远逐渐变细
   B. CDFI 示：彩色血流信号充盈完全
   C. 动脉频谱为高阻力型，呈两相波群
   D. 动脉壁为三层结构，从内至外呈强 – 弱 – 强回声
   E. 动脉与同名静脉伴行

48. 下列选项中，符合腹主动脉瘤声像图特点的是
   A. 腹主动脉呈囊状或梭形局限性扩张
   B. 腹主动脉管壁连续性中断，断裂处与腹主动脉旁血肿低回声相连通
   C. 与两端正常腹主动脉腔连通
   D. 腹主动脉瘤壁间合并血栓时，管壁增厚
   E. 较大的腹主动脉瘤的彩色血流与腹主动脉彩色血流一致

三、共用题干单选题：以叙述一个以单一患者或家庭为中心的临床情景，提出 2～6 个相互独立的问题，问题可随病情的发展逐步增加部分新信息，每个问题只有 1 个正确答案，以考查临床综合能力。答题过程是不可逆的，即

进入下一问后不能再返回修改所有前面的答案。

（49～50 题共用题干）

声像图伪像是指超声显示的断层图像与其相应解剖断面之间存在差异，即回声信息的增添、减少和失真。

49. 产生"彗星尾征"的伪像也称为
   A. 部分容积伪像
   B. 多次内部混响伪像
   C. 混响伪像
   D. 断层增存伪像
   E. 声速失真伪像

50. 下列胆囊声像图中，属于伪像的是
   A. 胆囊腔内可移动的强回声团
   B. 呈无回声的胆囊腔
   C. 呈长茄形的胆囊壁
   D. 强回声团后方的声影
   E. 胆囊底部的细点状低回声及分层平面

（51～52 题共用题干）

患者，男，75 岁。糖尿病病史 10 年，平素血糖控制不佳。肝右叶脓肿穿刺置管引流治疗后 2 小时，突发高热达 39.1℃，寒战，穿刺部位疼痛。

51. 可能的原因是
   A. 胆道损伤   B. 腹腔内出血
   C. 脓毒血症   D. 脓腔内出血
   E. 糖尿病酸中毒

52. 错误的处理是
   A. 超声检查排除内出血
   B. 物理降温对症治疗
   C. 脓腔抗生素灌洗
   D. 静脉抗感染治疗
   E. 开放引流

（53～56 题共用题干）

患者，女，48 岁。因"自觉心悸、呼吸困难"就诊。X 线检查示：心影呈梨形；

超声检查显示：左心房扩大，二尖瓣增厚，反光强，粘连；M 型超声显示：二尖瓣前后叶同向运动，呈"城墙样"改变。

53. 患者最可能诊断为
    A. 二尖瓣关闭不全
    B. 风心病、二尖瓣狭窄
    C. 老年性二尖瓣钙化
    D. 感染性心内膜炎
    E. 风心病、联合瓣膜病

54. 假设同时主动脉瓣口探及高速射流，流速为 4.0m/s，应诊断为
    A. 主动脉瓣狭窄
    B. 主动脉瓣上狭窄
    C. 风心病、联合瓣膜病
    D. 主动脉瓣关闭不全
    E. 主动脉瓣下狭窄

55. 如患者同时合并频发的二尖瓣 E－E 间距不等，最常见的为
    A. 室性期前收缩   B. 房性期前收缩
    C. 心房颤动   D. 室早二联律
    E. 心房扑动

56. 在左心房血栓形成前期，左心房内可出现
    A. 暴风雪征   B. 低回声团
    C. 蛙泳征   D. 高回声团
    E. 无回声团

（57～59 题共用题干）

患儿，女，3 个月。因"出生后 7 周出现呼吸急促，轻度发绀，体重不增"入院。超声心动图示左心房内探及一隔膜样回声，将左心房分为两部分，该隔膜在左心房中部横跨左心房腔，舒张早期移向二尖瓣，收缩期背离二尖瓣，在左心房内异常隔膜开口处可见花彩血流，流速约 3.0m/s。

57. 根据病史及超声心动图检查结果，患儿临床诊断应为

A. 左心房三房心，有梗阻
B. 心内型肺静脉异位引流，无梗阻
C. 心内型肺静脉异位引流，有梗阻
D. 左心房三房心，无梗阻
E. 二尖瓣瓣上隔膜

58. 下列切面中，对本病诊断帮助不大的是
    A. 心尖四腔心切面
    B. 剑突下四腔心切面
    C. 胸骨旁左心室长轴切面
    D. 心尖二腔心切面
    E. 胸骨上窝主动脉弓长轴切面

59. 本病最常见的鉴别诊断为
    A. 无顶冠状静脉窦
    B. 二尖瓣瓣上隔膜
    C. 房间隔缺损
    D. 室间隔缺损
    E. 二尖瓣闭锁

（60～61 题共用题干）

患者，男，38 岁。来自牧区。超声检查显示：右肝内范围约 72mm×54mm 的不均质低回声，周边可见明显钙化，后方声衰减明显，如"帘状"。

60. 患者最可能的诊断为
    A. 肝血管瘤伴钙化
    B. 转移性肝癌伴钙化
    C. 肝细胞癌伴钙化
    D. 肝泡型棘球蚴病肿块钙化型
    E. 肝结核伴钙化

61. 肝泡型棘球蚴病的超声分型不包括
    A. 实性结节型   B. 实性肿块型
    C. 肿块钙化型   D. 单纯囊肿型
    E. 坏死液化型

（62～65 题共用题干）

患者，女，60 岁。结节性甲状腺肿病史多年，近 2 周甲状腺右侧叶一结节明显

增大，质硬，内有砂粒样钙化点，同侧颈部淋巴结肿大。

62. 患者首先应考虑为
    A. 结节囊性变
    B. 结节钙化
    C. 结节腺瘤样变
    D. 结节癌变
    E. 结节继续增大

63. 超声检查甲状腺的最佳探头频率是
    A. 1.5MHz   B. 2.5MHz
    C. 3.5MHz   D. 7.5MHz
    E. 4.5MHz

64. 如果进行彩色多普勒血流检查，此病一般表现为
    A. 血流丰富，RI < 0.4
    B. 血流丰富，RI < 0.7
    C. 血流不丰富，RI > 0.7
    D. 血流不丰富，RI > 0.4
    E. 血流丰富，RI > 0.7

65. 如果超声显示甲状腺与颈前肌界限不清，最常见的甲状腺疾病是
    A. 甲状腺腺瘤
    B. 结节性甲状腺肿
    C. 单纯性甲状腺肿
    D. 亚急性甲状腺炎
    E. 甲状腺脓肿

四、案例分析题：每道案例分析题有 3 ~ 12 问。每问的备选答案至少 6 个，最多 12 个，正确答案及错误答案的个数不定。考生每选对一个正确答案给 1 个得分点，选错一个扣 1 个得分点，直至扣至本问得分为 0，即不含得负分。案例分析题的答题过程是不可逆的，即进入下一问后不能再返回修改所有前面的答案。

(66 ~ 68 题共用题干)

患者，女，52 岁。因"活动后乏力、

气短半月余"就诊。超声诊断为主动脉瓣脱垂。

66. 该患者超声心动图可表现为
    A. 左室壁向心收缩运动幅度增强
    B. 左房、左室扩大
    C. 主动脉瓣舒张期脱入左室流出道内
    D. 收缩期主动脉内见蓝色花彩血流束
    E. 左室流出道内舒张期充满红色花彩血流束
    F. 收缩期主动脉瓣口高速湍流频谱
    G. 左室壁向心收缩运动幅度减低

67. 该病的瓣膜表现有
    A. M 型超声见主动脉瓣关闭线偏心
    B. 二尖瓣前叶舒张期扑动波
    C. 二尖瓣前叶收缩期扑动波
    D. 主动脉瓣呈连枷样运动
    E. 舒张期主动脉瓣脱入左室流出道内
    F. 主动脉瓣关闭线呈 "Y" 字型
    G. 主动脉瓣收缩期扑动波

68. 该病的病因包括
    A. 高位室间隔缺损
    B. 外伤
    C. 感染性心内膜炎
    D. 主动脉瓣二瓣化畸形
    E. 马方综合征
    F. 类风湿关节炎

(69 ~ 71 题共用题干)

患儿，男，1 岁。因"间断发热 2 个月"就诊。查体：体质瘦弱，发育较差，体温 37.9℃，脉搏 110 次/分；心界扩大，心前区可闻及连续性杂音，第二心音增强。血常规：白细胞计数为 15.2 × 10⁹/L，中性粒细胞计数70%，血红蛋白106g/L，血小板计数为 405 × 10⁹/L，C 反应蛋白86mg/L。X 线胸片：心影扩大、肺纹理增粗。

69. 该患儿可能诊断为

A. 先天性心脏病

B. 心肌炎

C. 感染

D. 心肌病

E. 风湿性心脏病

F. 冠心病

70. 为明确诊断，应进一步进行的检查是

    A. 超声心动图   B. 心血管造影

    C. 心电图   D. CTA

    E. 血培养   F. X 线胸片

71. 如患儿被诊断为主动脉肺动脉间隔缺损伴有感染性心内膜炎，其超声表现可能还包括

    A. 左心扩大

    B. 肺动脉内可见赘生物形成

    C. 二尖瓣轻度关闭不全

    D. 肺动脉增宽

    E. 二尖瓣增厚、开放受限

    F. 肺动脉高压

(72~74 题共用题干)

患者，女，34 岁。发现左侧乳腺外上象限包块 2 天。查体：左侧乳腺外上象限触及肿块，质硬，表面不光滑，与周围组织有轻度粘连，无压痛，同侧腋窝触及肿大淋巴结。

72. 为进一步确定包块性质，可以选择的检查包括

    A. 超声、乳腺钼靶 X 线

    B. 穿刺活检

    C. 心电图

    D. 血生化全项

    E. 红外线扫描

    F. MRI/CT

73. 超声检查提示：左侧乳腺 2 点钟方向，距乳头 3cm 处探及 13mm×15mm 低回声结节，边界不清，形态欠规则，呈微分叶，内部可见点条状血流，动脉

频谱低阻。可能的诊断有

    A. 乳腺癌

    B. 肉芽肿性乳腺炎

    C. 导管内乳头状瘤

    D. 脓肿

    E. 增生性结节

    F. 囊肿

74. 拟对该结节进行穿刺检查，下列不适合检查的情况有

    A. 穿刺部位皮肤感染

    B. 血小板较低

    C. 上呼吸道感染

    D. 凝血功能异常

    E. 有严重的全身性感染

    F. 结节旁可见穿支动脉

(75~78 题共用题干)

患者，男，43 岁。有牧区生活史。超声检查显示：肝右叶胆囊旁见一 8cm×9cm 的囊性包块，边界清楚，有呈高回声的厚壁，内为无回声，囊液中有细小的点状回声，呈"飘雪征"。

75. 首先考虑的诊断是

    A. 肝棘球蚴病

    B. 肝囊肿

    C. 肝胆管囊肿

    D. 肝脓肿

    E. 肝恶性肿瘤中心液化

    F. 肝淋巴瘤

76. 如果此囊性包块表现为"囊中囊"，应诊断为

    A. 肝脓肿

    B. 多囊型肝棘球蚴病

    C. 胆总管囊肿

    D. 肝囊肿合并感染

    E. 肝恶性肿瘤中心液化

    F. 肝内动静脉瘘

77. 2 年后复查，此囊性包块表现为"水

上百合花征",是由于

A. 多囊型肝棘球蚴病

B. 肝脓肿液化不全

C. 肝胆管囊肿与胆管相通

D. 肝囊肿多发生长

E. 肝棘球蚴病变性、坏死及退化时，分离的内囊破裂塌陷于囊液中

F. 肝囊肿合并感染

78. 下列选项中，不属于该疾病的并发症的是

A. 血行转移　　B. 破裂

C. 感染性休克　D. 合并感染

E. 术后原位复发　F. 合并高热

(79~83题共用题干)

患者，女，60岁。右上腹痛和压痛，体温39.2℃，申请腹部超声检查。

79. 根据该患者的临床症状，应特别注意检查的脏器是

A. 肝　　　　　B. 胆囊

C. 肺　　　　　D. 肠道

E. 肾　　　　　F. 肋骨

80. 超声检查显示：右肝斜径143mm，右前叶上段近膈肌有43mm×46mm的低回声占位，边界模糊，内部回声欠均匀，局部膈肌显示不清，其余肝实质回声稍增强；胆囊前后径26mm，长径56mm，胆囊壁厚4mm，囊壁模糊，腔内可见4mm强光团。该患者可能的疾病是

A. 胆囊炎

B. 肝脓肿

C. 胆囊结石

D. 肝癌

E. 肝囊肿

F. 肝棘球蚴囊肿实变

81. 实验室检查：白细胞 1.9×10^9/L，血糖10.2mmol/L。4天后复查超声显示：

肝内低回声占位内出现不规则液性腔。该患者最可能的疾病是

A. 肝囊肿合并感染

B. 肝内血肿感染

C. 肝恶性肿瘤液化

D. 转移性肝癌中心液化坏死

E. 肝棘球蚴囊肿感染

F. 肝脓肿

82. 此种疾病与肝恶性肿瘤合并液化并有发热的病例，超声检查的鉴别点是

A. 前者声像图伴随时间而有明显改变是其重要特征

B. 后者增厚的壁不规则，有结节样突起

C. 后者后方回声增强不如前者明显

D. 后者可有分隔

E. 后者实性部分呈强回声

F. 前者实性部分呈低回声

83. 对于该患者的治疗措施是

A. 抗炎

B. 手术开窗引流

C. 降血糖

D. 超声引导下置管引流

E. 放疗

F. 化疗

(84~87题共用题干)

患者，女，59岁。肝硬化15年，目前发现肝右叶10cm肝癌。

84. 超声应重点检查的是

A. 门静脉　　　B. 肝门区淋巴结

C. 肝静脉　　　D. 胆囊

E. 脾脏　　　　F. 肾脏

G. 胰腺

85. 若门静脉管壁模糊不规则，其内出现团块充填，团块内可见血流信号。此时可考虑的诊断为

A. 门静脉异物

B. 门静脉瘤样扩张

C. 脐静脉瘤样扩张

D. 门静脉血栓

E. 门静脉癌栓

F. 脐静脉高压

G. 门静脉高压

86. 肝癌的分型有
   A. 结节型   B. 巨块型
   C. 弥漫型   D. 转移型
   E. 外生型   F. 内生型
   G. 分叶型

87. 当有门静脉高压时，还需要观察的静脉有
   A. 肝左静脉   B. 肝中静脉
   C. 脾静脉   D. 肠系膜上静脉
   E. 肝右静脉   F. 胃左静脉
   G. 胃右静脉

（88~90 题共用题干）

患儿，男，出生 12 天。产前孕检超声均未显示胎儿胆囊结构。

88. 胆囊发育异常包括
   A. 肝内胆囊   B. 胆囊纵隔
   C. 胆囊缺如   D. 双胆囊
   E. 胆囊息肉   F. 胆囊肿大

89. 对于胆囊发育异常的影像学检查有
   A. 超声   B. 磁共振
   C. X 线   D. 胆道造影
   E. 胃镜   F. 核医学

90. 当胆囊缺如合并胆道闭锁时，患儿会出现的症状有
   A. 粉红色泡沫样痰
   B. 持续性加重的黄疸
   C. 陶土样大便
   D. 豆油色尿液
   E. 呕吐
   F. 柏油样便

（91~93 题共用题干）

患者，女，41 岁。孕 1 产 0。妊娠 36 周，重度子痫前期合并妊娠期糖尿病，下腹持续性疼痛 1 小时，无阴道出血。

91. 首先应考虑的检查有
   A. 血常规   B. 凝血功能
   C. 超声   D. 胎儿镜
   E. X 线   F. 宫腔镜

92. 超声检查：单胎，头位，胎儿明显小于孕周，胎心率 70~80 次/分。胎盘位于子宫左前壁，与子宫壁肌层之间分界清楚，厚度为 8cm，胎盘内部回声紊乱，内部未发现明显彩色血流。患者可能诊断为
   A. 前置胎盘   B. 帆状胎盘
   C. 胎盘早剥   D. 胎盘植入
   E. 羊水过多   F. 胎儿窘迫

93. 对于该患者，下一步应进行的临床处理包括
   A. 继续妊娠   B. 宫颈锥形切除
   C. 即刻剖宫产   D. 流产刮宫
   E. 宫腔镜检查   F. 药物流产

（94~97 题共用题干）

患者，男，41 岁。超声检查显示：甲状腺左叶上、下极后方可见大小均为 0.5cm×0.3cm 的中等回声，边界清晰，形态规则，内部回声均匀。

94. 最可能的诊断是
   A. 甲状旁腺正常声像图
   B. 甲状旁腺增生
   C. 甲状腺实性结节
   D. 甲状腺旁肿大淋巴结
   E. 甲状旁腺损伤
   F. 甲状旁腺腺瘤

95. 关于甲状旁腺的超声图像，正确的是
   A. 正常甲状旁腺虽然体积小，但回声强，很易发现

B. 其平均大小为 5mm×3mm×1mm

C. 回声略高于甲状腺，其周围可见致密光带

D. 回声低于甲状腺，很易发现

E. CDFI 显示其内血供丰富

F. 多数位于甲状腺的上方或前外侧

96. 超声检查甲状旁腺采用的探头频率为

   A. 2.5MHz   B. 3.5MHz

   C. 5.0MHz   D. 6.5MHz

   E. 10MHz   F. 12.5MHz

97. 引起超声出现甲状旁腺假阳性的原因包括

   A. 胸腺突入颈部

   B. 毗邻淋巴结

   C. 食管回声

   D. 位于后缘的甲状腺结节

   E. 主动脉弓回声

   F. 气管回声

(98~100 题共用题干)

   患者，女，59岁。眩晕、头痛，左上肢发凉、酸痛。查体：左侧桡动脉搏动减弱，左上肢血压较对侧明显降低。

98. 患者临床初步诊断是

   A. 梅尼埃病

   B. 脑梗死

   C. 椎动脉供血不足

   D. 锁骨下动脉盗血综合征

   E. 椎动脉型颈椎病

   F. 短暂性脑缺血发作

99. 发生该疾病的病因有

   A. 多发性大动脉炎

   B. 先天性动脉畸形

   C. 动脉粥样硬化

   D. 锁骨下动脉发育不全

   E. 动脉受压

   F. 动静脉瘘

100. 该疾病的超声表现有

   A. 锁骨下动脉狭窄处血流紊乱、流速增高

   B. 锁骨下动脉狭窄远端呈低阻改变

   C. 锁骨下动脉起始部狭窄或闭塞

   D. 束臂试验可增加阳性检出率

   E. 患侧椎动脉出现反向血流频谱

   F. 健侧椎动脉出现反向血流频谱

全真模拟试卷（三）

一、单选题：每道试题由 1 个题干和 5 个备选答案组成，题干在前，选项在后。选项 A、B、C、D、E 中只有 1 个为正确答案，其余均为干扰选项。

1. 测定高速血流需要采用的超声技术是
   A. 彩色多普勒血流成像（CDFI）
   B. 连续波多普勒（CW）
   C. A 型超声
   D. 脉冲多普勒（PW）
   E. M 型超声

2. 自然组织谐波的作用为
   A. 增加高频超声的穿透深度
   B. 增加界面分辨力、清晰度及信噪比
   C. 增加可视帧频
   D. 提高声输出功率
   E. 减少超声能量的衰减

3. 关于超声波束的强度，下列叙述正确的是
   A. 以 W/cm^2 来计算
   B. 是一个常数
   C. 依赖于声束的直径
   D. 是以模拟模型来测量的
   E. 是以回声强度来测量的

4. 甲状腺结节穿刺活检损伤到哪个结构可能引起严重并发症甚至死亡
   A. 喉返神经   B. 食管
   C. 气管   D. 交感神经
   E. 颈动脉

5. 下列选项中，适用于观察胎儿唇腭裂畸形的三维显示方式是
   A. 宽景成像   B. 结构成像
   C. 透明成像   D. 能量显示

E. 表面成像

6. 造影二次谐波成像的原理是
   A. 宽频探头的宽频带效应
   B. 微气泡散射的非线性效应
   C. 发射超声功率的改变
   D. 超声在血中的空化作用
   E. 超声聚焦区的变换

7. 能量多普勒的优点是
   A. 帧频更高
   B. 可显示微弱多普勒信号
   C. 测量高速血流
   D. 计算血流量更准确
   E. 混叠

8. 心包肿瘤最特异的超声表现为
   A. 心包腔内可见无回声区
   B. 心包脏层、壁层粘连
   C. 心包脏层或壁层可见不规则的团块状回声
   D. 心包腔内可见条索状回声
   E. 心包钙化

9. 下列属于升主动脉分支的是
   A. 左、右冠状动脉
   B. 右锁骨下动脉
   C. 右颈总动脉
   D. 头臂干
   E. 胸主动脉

10. 引起急性前间壁心肌梗死的冠状动脉分支为
   A. 左冠状动脉前降支
   B. 右冠状动脉后降支
   C. 左冠状动脉回旋支

D. 左冠状动脉主干

E. 右冠状动脉右心室前支

11. 诊断冠心病的金标准为

    A. 超声心动图

    B. 心电图运动试验

    C. 心肌核素显像

    D. 冠状动脉造影

    E. 心脏磁共振成像

12. 超声诊断动脉导管未闭的主要根据为

    A. 从降主动脉向肺动脉有收缩期分流血流

    B. 主动脉增宽

    C. 肺动脉增宽

    D. 从降主动脉向肺动脉有双期分流血流，舒张期明显

    E. 肺动脉内检出收缩期血流明显大于舒张期血流

13. 在卵巢肿瘤分类中，卵巢皮样囊肿属于

    A. 卵巢性索间质肿瘤

    B. 卵巢转移性肿瘤

    C. 卵巢生殖细胞肿瘤

    D. 卵巢上皮性肿瘤

    E. 卵巢瘤样病变

14. 胸壁转移癌的常见来源不包括

    A. 乳腺   B. 肾

    C. 肝   D. 甲状腺

    E. 肺

15. 肝淤血时，彩色多普勒的特点不包括

    A. 下腔静脉血流颜色变暗

    B. 下腔静脉内可见血流自发显影

    C. 下腔静脉血流增宽

    D. 肝静脉血流增宽

    E. 肝静脉血流速度增快

16. 关于脑膜脑膨出的临床及超声表现，错误的是

A. 颅骨缺损处可见不均质实性低回声

B. 是胎儿最常见的中枢神经系统畸形

C. 缺损部位以枕部常见

D. 颅骨高回声带连续性中断

E. 可合并有脊柱裂

17. 甲状腺癌首选的检查方法是

    A. X 线   B. CT

    C. MRI   D. 超声

    E. 触诊

18. 在进行腹正中横切检查肾静脉时，先在剑突下横切显示腹主动脉短轴图像，然后将探头向下滑行，直至显示肠系膜上动脉起始部，大约在肠系膜上动脉开口下 1.2cm 处，在肠系膜上动脉后方和腹主动脉前方可显示

    A. 左肾静脉   B. 右肾静脉

    C. 肝左静脉   D. 肝右静脉

    E. 肝中静脉

19. 患者，男，45 岁。因近日乏力行超声心动图检查，二维超声：左室增大（约 57mm），二维及 CDFI 于心底大血管短轴切面显示舒张期主动脉瓣关闭时对合处缝隙（如下图 5）。CDFI 超声显示左室流出道内舒张期彩色镶嵌异常血流束，射流宽度/左室流出道宽度达 30%（如下图 6）。根据以上超声表现，患者可能诊断为

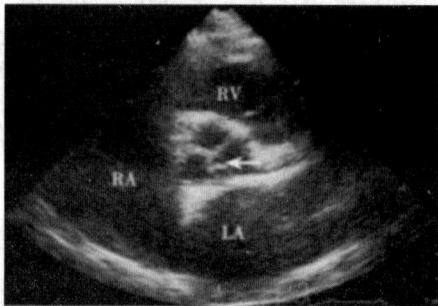

（彩图见附图 5）

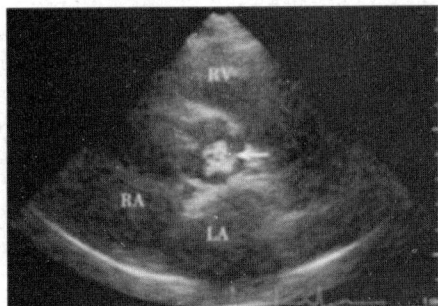

（彩图见附图6）

A. 主动脉瓣狭窄

B. 主动脉瓣反流（重度）

C. 主动脉瓣反流（中度）

D. 主动脉瓣反流（轻度）

E. 二尖瓣狭窄

20. 患者，男，40岁。因胸闷急行超声心动图检查，二维超声显示：节段性室壁运动异常。患者最可能的诊断是

    A. 心包积液　　　B. 心肌梗死

    C. 肥厚型心肌病　　D. 室间隔缺损

    E. 高血压性心脏病

21. 患者，女，25岁。心脏超声检查：房间隔连续性中断约28mm，左心房未探测到肺静脉开口，肺静脉总干直接开口于右心房，诊断该肺静脉异位引流为

    A. 混合型　　　　B. 心内型

    C. 心下型　　　　D. 部分型

    E. 心上型

22. 患儿，男，5岁。因"心悸，气短，口唇发绀，杵状指"就诊。超声心动图诊断为完全型大动脉转位，其超声表现不包括

    A. 胸骨旁大动脉短轴显示双环征

    B. 肺动脉在后方，发自左心室

    C. 主动脉在前方，发自右心室

    D. 室间隔连续中断

    E. 主动脉发自左心室

23. 患者，女，37岁。孕13周，正常孕期，超声检查发现胎儿异常。以下可能错误的是

    A. 双肾发育不良

    B. 胎儿一侧下肢缺失

    C. 胎儿脐膨出

    D. NT增厚

    E. 无脑儿

24. 患者，女，70岁。因"发现颈部肿物3个月，肿物逐渐增大伴有疼痛"就诊。在当地医院抗感染治疗后先缩小后增大。超声检查显示：颈部、腋窝及腹股沟区淋巴结明显肿大，外形饱满圆隆，呈均匀性低弱回声甚至无回声，淋巴门移位或消失，CDFI示淋巴门部血管呈粗大主干状，从主干血管发出许多分支伸向皮髓质，分布于整个淋巴结。患者最可能的诊断是

    A. 反应性增生性淋巴结

    B. 慢性淋巴结炎

    C. 恶性肿瘤淋巴结转移

    D. 结核性淋巴结炎

    E. 淋巴瘤

25. 患者，女，64岁。自觉双小腿内侧皮肤硬结，并可见褐色色素沉着，按压小腿可见凹陷性水肿，抬高患肢后可缓解。频谱多普勒超声检查提示：挤压小腿后可见反向频谱曲线。患者最可能的诊断是

    A. 左腘静脉瓣反流

    B. 左大隐静脉慢性血栓

    C. 左股动脉血栓闭塞性脉管炎

    D. 左腘静脉血栓

    E. 左大隐静脉急性血栓

二、多选题：每道试题由1个题干和5个备选答案组成，题干在前，选项在后。选项A、B、C、D、E中至少有2个正确答案。

26. 利用彩色多普勒如何区别动脉与静脉血流
    A. 动脉血流信号呈闪动显现
    B. 舒张期动脉可无血流信号
    C. 静脉血流信号可持续出现
    D. 收缩期动脉血流信号强度最高
    E. 呼吸可影响静脉血流速度

27. 关于超声仪的安置和工作环境的要求，下列叙述正确的是
    A. 远离高频电场、磁场
    B. 由于有内在保护，频繁停电对仪器影响也不大
    C. 主机应避免阳光直射，监视器则无此要求
    D. 可以放置于高温环境
    E. 搬运整机时注意防震

28. 三维超声比二维超声具备的优势有
    A. 可观察病变的三维形状
    B. 可从多角度观察被检测部位
    C. 图像清晰度更高
    D. 结构的邻接关系更清楚
    E. 检查时间更短

29. 下列可以用于超声造影的气体是
    A. 空气   B. 二氧化碳气体
    C. 氧气   D. 纯氮气体
    E. 氟碳气体

30. 心包窦有
    A. 心包前下窦   B. 心包斜窦
    C. 心包横窦   D. 心包垂直窦
    E. 心包后上窦

31. 二尖瓣瓣器结构包括
    A. 二尖瓣瓣环   B. 心室壁
    C. 二尖瓣瓣叶   D. 腱索
    E. 乳头肌

32. 患者，男，41岁。因"胸痛、晕厥、乏力、呼吸困难"就诊。主动脉瓣听诊区闻及收缩期粗糙响亮的喷射性杂音，超声心动图诊断为主动脉瓣狭窄。下列符合该患者超声表现的是
    A. 左心室壁肥厚
    B. 主动脉瓣开放受限
    C. 主动脉瓣增厚，回声增强
    D. 主动脉瓣钙化
    E. 二尖瓣舒张期震颤波

33. 主动脉瓣二瓣化的声像图特征包括
    A. 左心室壁增厚
    B. 收缩期开放时瓣口呈"鱼嘴"状
    C. 心腔相对缩小
    D. 主动脉瓣呈二叶
    E. 升主动脉呈窄后扩张

34. 关于肺动脉高压，下列叙述正确的是
    A. 肺动脉舒张压增高
    B. 肺动脉收缩压增高
    C. 右心室压力负荷增高
    D. 肺动脉射血速度增高
    E. 肺动脉干及其分支增宽

35. 下列关于胸壁、胸膜病变的检查方法，正确的是
    A. 重视肋间扫查
    B. 根据病变位置选择适宜的探头
    C. 根据胸部X线平片或CT的提示，选择重点扫查部位
    D. 仅以仰卧位进行检查
    E. 检查中，充分利用患者呼气、吸气状态观察，有助于病变的显示

36. 关于胸壁恶性肿瘤，叙述正确的是
    A. 可位于胸壁软组织、胸骨、肋软骨或神经走行区
    B. 可为多种回声类型
    C. 血流信号大多较丰富
    D. 肿瘤随呼吸运动而移动
    E. 肿瘤生长迅速，侵袭性强

37. 关于正常肝超声图像，叙述正确的是
   A. 剑下纵切面左叶下缘角通常 <45°
   B. 右叶下角一般 <60°
   C. 肝被膜光滑，呈线样高回声
   D. 肝静脉为入肝血流，门静脉为离肝血流
   E. 肝实质回声均匀、细小

38. 关于肝硬化结节的叙述，正确的是
   A. 强回声结节
   B. 弱回声结节
   C. 无晕影
   D. 有包膜
   E. 对周围血管无挤压

39. 胃肠道穿孔的常见超声表现是
   A. 膈下固定的气体样强回声
   B. 膈下局限性积液
   C. 腹腔积液
   D. 腹前壁游离气体样强回声
   E. 膈下游离的气体样强回声

40. 下列关于腹膜后实性肿瘤的好发部位，正确的是
   A. 脂肪肉瘤通常好发于肾周围脂肪组织
   B. 神经源性肿瘤多见于脊柱两侧
   C. 神经纤维瘤通常见于盆腔骶骨前方
   D. 异位的嗜铬细胞瘤多见于脊柱两侧
   E. 畸胎瘤通常见于骶骨前方

41. 埃布斯坦综合征（畸形）在超声上的主要表现为
   A. M 型超声可同时显示二、三尖瓣曲线
   B. 肺动脉高压合并肺动脉增宽
   C. 右心房明显扩大
   D. 三尖瓣隔叶下移 >1.5cm
   E. 三尖瓣大量反流

42. 超声检查盆腔之前，适当充盈膀胱的目的是
   A. 作为透声窗
   B. 作为解剖的参照结构
   C. 作为辨认脏器的标志
   D. 推开肠管
   E. 有助于提高子宫位置，以便充分暴露脏器

43. 子宫内膜病变包括
   A. 子宫内膜增生
   B. 子宫囊肿
   C. 子宫内膜息肉
   D. 子宫内膜癌
   E. 子宫浆膜下肌瘤

44. 关于卵巢浆液性囊腺瘤，下列叙述正确的是
   A. 肿瘤轮廓清晰，呈圆形或椭圆形无回声区
   B. 囊壁薄而平整
   C. 多为双侧发生
   D. 肿瘤直径一般为 5～10cm
   E. 可分为单纯性和乳头状两种

45. 关于动静脉瘘，叙述正确的是
   A. 动静脉间有异常通道
   B. 先天性因素多为血管发育异常
   C. 先天性因素所致瘘口多为单发
   D. 后天性因素多为创伤
   E. 后天性因素所致瘘口多为单发

46. 关于甲状腺血管，叙述正确的是
   A. 甲状腺的动脉包括甲状腺上动脉和甲状腺下动脉，偶有甲状腺最下动脉
   B. 甲状腺上动脉是颈外动脉的分支
   C. 甲状腺下动脉起自锁骨下动脉的分支甲状颈干
   D. 甲状腺有三对静脉，即甲状腺上静脉、中静脉、下静脉
   E. 甲状腺三对静脉均注入颈内静脉

47. 甲状腺乳头状癌的常见超声表现包括

    A. 低回声

    B. 形态不规则，边界不清

    C. 纵横比 < 1

    D. 微小钙化

    E. 周边血流环绕，内部血流丰富

48. 门静脉栓塞的二维超声表现为

    A. 管腔内可见低回声的实质性团块，呈圆形或者椭圆形

    B. 有时可完全阻塞整个管腔

    C. 管壁回声可能模糊不清

    D. 呈海绵状改变（筛网状）

    E. 内部回声减低

三、共用题干单选题：以叙述一个以单一患者或家庭为中心的临床情景，提出 2 ~ 6 个相互独立的问题，问题可随病情的发展逐步增加部分新信息，每个问题只有 1 个正确答案，以考查临床综合能力。答题过程是不可逆的，即进入下一问后不能再返回修改所有前面的答案。

（49 ~ 50 题共用题干）

患者，女，60 岁。颈前偏右有一实性结节，质硬。2 周后出现声音嘶哑。超声检查提示：甲状腺右叶一单发低回声结节，边界不清，内有细点状强回声，伴右侧颈部淋巴结肿大。

49. 该患者最可能的诊断为

    A. 甲状腺腺瘤

    B. 甲状腺囊肿

    C. 甲状腺癌

    D. 亚急性甲状腺炎

    E. 结节性甲状腺肿

50. 为明确诊断，进一步的检查是

    A. CT

    B. 甲状腺细针抽吸活检术

    C. MRI

    D. 弹性成像

    E. 实验室检查

（51 ~ 54 题共用题干）

患者，女，41 岁。二尖瓣面容，呼吸困难；心电图示：二尖瓣型 P 波；X 线示：心影呈梨形；超声诊断为风湿性心脏病，二尖瓣狭窄。

51. 超声探查，左房内血栓形成，其特征不包括

    A. 心脏收缩与舒张时形状无改变

    B. 基底部较宽，附着面大，游离面较小

    C. 通常附着在左房后壁

    D. 通常有蒂，多附着于房间隔卵圆窝的周边

    E. 少数血栓可伸展至房间隔

52. 为避免漏诊左房后壁较小的血栓（或薄层状的血栓），应从多切面、多部位仔细探查左房，包括

    A. 胸骨旁

    B. 心尖部

    C. 剑突下

    D. 胸骨旁 + 心尖部

    E. 胸骨旁 + 心尖部 + 剑突下

53. 心腔内血流淤滞是血栓形成的原因，左房血栓常发生于

    A. 风湿性二尖瓣狭窄

    B. 冠心病心力衰竭

    C. 肥厚型心肌病

    D. 扩张型心肌病

    E. 二尖瓣脱垂

54. 下列选项中，不符合右心血栓特点的是

    A. 可以引起肺栓塞

    B. 通常见于扩张型心肌病或心肌梗死

    C. 多数属于迁移性，暂时停留在右心腔

D. 可暂时造成三尖瓣或肺动脉瓣狭窄及关闭不全

E. 多起源于下肢静脉系统

(55~57题共用题干)

患儿，男，6岁。新生儿期曾行心脏超声检查，提示为三尖瓣少量反流。临床无明显症状，安静状态下经皮血氧饱和度99%。

55. 该患儿最可能漏诊的心脏畸形为
    A. 肺动脉闭锁
    B. 三尖瓣闭锁
    C. 法洛四联症
    D. 大动脉转位
    E. 三尖瓣下移畸形

56. 观察此病直接征象的最佳超声切面为
    A. 左心室长轴切面，主动脉短轴切面
    B. 右心室流入道切面，主动脉短轴切面
    C. 四腔心切面，右心室流入道切面
    D. 主动脉短轴切面，四腔心切面
    E. 左心室长轴切面，胸骨上窝主动脉弓切面

57. 关于此病的叙述，错误的是
    A. 发病机制是胚胎发育过程中三尖瓣瓣叶未能正常剥脱游离至房室瓣环所致
    B. 二尖瓣到心尖距离/三尖瓣到心尖距离>1.2
    C. 二尖瓣、三尖瓣附着点间距>8mm
    D. 三尖瓣前瓣、后瓣、隔瓣在胚胎发育过程中同时发育
    E. 二尖瓣附着距离与三尖瓣附着距离绝对值>1.5cm

(58~60题共用题干)

患者，男，47岁。消瘦，腹泻，HbsAg（+），AFP正常

58. 超声检查显示：肝外形大小尚正常，肝被膜增厚欠光滑，肝实质回声呈增粗增强欠均匀，肝静脉稍细窄。患者最可能诊断为
    A. 肝硬化　　　　B. 急性肝炎
    C. 急性重型肝炎　D. 脂肪肝
    E. 重型肝炎

59. 靠近门静脉左外下支可见一弱回声肿块，肿块位于
    A. S_2　　　　　B. S_3
    C. S_2与S_3之间　D. S_4
    E. S_1

60. 如果肿块大小为32mm×31mm，周边见细窄晕，可见侧方声影，则患者最可能的诊断是
    A. 转移性肝癌　　B. 肝腺瘤样增生
    C. 肝硬化结节　　D. 肝良性腺瘤
    E. 结节型肝癌

(61~62题共用题干)

患者，女，32岁。停经35^{+4}周，因"下腹坠痛，伴腰痛4小时"就诊。疼痛能耐受，无阴道流血、流液，自觉胎动略少，胎心率140次/分，有敏感宫缩，血压112/68mmHg。第一次急查超声显示：胎心率不稳，波动于79~129次/分。1.5小时后，第二次急查超声显示：胎心率79次/分。

61. 结合临床表现及超声检查，考虑诊断为
    A. 胎盘绒毛膜血管瘤
    B. 胎盘植入
    C. 前置胎盘
    D. 胎盘早剥
    E. 胎盘增厚

62. 该患者的临床处理方式是
    A. 行急诊胎盘磁共振检查进一步确诊
    B. 急诊剖宫产终止妊娠
    C. 考虑胎儿尚未足月，继续行胎儿监护

D. 急诊催产经阴道分娩

E. 继续行胎心监护，半小时后复查超声

（63~65 题共用题干）

患者，女，30 岁。因"人工流产术后阴道不规则出血 2 个月"就诊。查体：子宫增大如孕 3 个月大小，质软。尿妊娠试验阳性。

63. 临床拟诊为绒毛膜癌，对于临床诊断最有价值的实验室检查项目是

    A. 血常规   B. AFP

    C. CA125   D. 尿妊娠试验

    E. 血 HCG

64. 超声检查对绒毛膜癌最有帮助的特异性声像图表现是

    A. 子宫增大，超过妊娠周数

    B. 子宫肌层回声不均匀

    C. 子宫肌层内血流异常丰富紊乱，并探及动静脉瘘样频谱

    D. 宫腔内充满大小不等无回声区呈"蜂窝状"

    E. 子宫肌层变薄

65. 超声检查显示：左侧卵巢有一 54mm × 45mm 囊性肿块，边界清楚，壁薄，内见分隔。下列诊断正确的是

    A. 左卵巢黄素化囊肿

    B. 左卵巢黄体囊肿

    C. 左卵巢浆液性囊腺瘤

    D. 左卵巢黏液性囊腺瘤

    E. 左卵巢卵泡囊肿

四、案例分析题：每道案例分析题有 3 ~ 12 问。每问的备选答案至少 6 个，最多 12 个，正确答案及错误答案的个数不定。考生每选对一个正确答案给 1 个得分点，选错一个扣 1 个得分点，直至扣至本问得分为 0，即不含得负分。案例分析题的答题过程是不可逆

的，即进入下一问后不能再返回修改所有前面的答案。

（66~68 题共用题干）

患者，女，30 岁。因"进行性加重性痛经 3 年"就诊。妇科查体：子宫质硬增大并有压痛，左侧附件区可触及直径 5cm 大小的囊性包块。

66. 对于该患者的超声检查，下列叙述正确的是

    A. 必要时检查前饮水 500 ~ 1000ml 充盈胃腔

    B. 前 1 天晚餐后禁食

    C. 检查需空腹

    D. 检查前应充盈膀胱

    E. 检查前应排空膀胱

    F. 检查前需禁食 8 小时以上

67. 下列声像图表现中，符合子宫腺肌病的是

    A. 子宫增大，饱满圆钝

    B. 子宫内膜线多向前移位，也可向后移位

    C. 子宫内膜增厚

    D. 子宫肌壁回声粗糙不均

    E. 增厚的子宫后壁中可见斑点状无回声区

    F. 子宫缩小

68. 通常头颈部、腹部器官及肢体血管等检查，最常用的基本体位是

    A. 仰卧位   B. 俯卧位

    C. 站立位   D. 胸膝卧位

    E. 侧卧位   F. 坐位

（69~72 题共用题干）

患者，男，34 岁。呼吸困难，气短，乏力，心力衰竭，心界扩大。听诊：闻及瓣膜反流性杂音，临床诊断为扩张型心肌病。

69. 其超声心动图表现包括

A. 各瓣膜开放幅度减低

B. 室壁运动增强

C. 心腔扩大

D. 室壁运动弥漫性减低

E. 二尖瓣城墙样改变

F. 二尖瓣钻石样改变

G. 二尖瓣吊床征

70. 关于扩张型心肌病，下列叙述错误的有

A. 左心室腔明显扩大

B. 左心室心尖部可见血栓形成

C. SAM 现象

D. 室壁运动弥漫性减低

E. 大心腔、小瓣口改变

F. 室壁运动节段性增强

G. 荡击波征

71. 关于扩张型心肌病，心腔内血栓形成的特点包括

A. 多发生于左心室心尖部

B. 运动度大

C. 时间长者可机化

D. 多为低回声

E. 运动度小

F. 可脱落

G. 可发生栓塞

72. 扩张型心肌病经有效治疗后，超声上的改变包括

A. 室壁运动节段性减弱

B. 左心室血栓可缩小，甚至消失

C. 各室壁厚度相对变薄

D. 室壁运动幅度恢复正常

E. 二尖瓣前后叶同向

F. 左心室腔缩小

G. 二尖瓣前后叶开放幅度变小

(73~76 题共用题干)

患者，男，66 岁。既往有恶性肿瘤病史，自述胸壁疼痛，病理性骨折，触诊发现胸部肿块，临床初步诊断为肋骨转移瘤。

73. 该病可能的来源有

A. 肺癌   B. 甲状腺癌

C. 前列腺癌   D. 肝癌

E. 恶性胸腺癌   F. 卵巢癌

74. 超声声像图的表现可能有

A. 肋骨呈局限性梭形肿大

B. 肿瘤多呈较均匀的弱回声

C. 骨皮质变薄、回声中断

D. 肿瘤呈强弱回声相间的混合回声

E. 肿瘤边界清楚，边缘不一定光整

F. 肋骨可先后出现多处回声相同的病灶

75. 需要进行鉴别的疾病有

A. 肋骨肉瘤   B. 胸壁脂肪瘤

C. 神经鞘瘤   D. 骨肉瘤

E. 尤因肉瘤   F. 骨髓瘤

76. 若超声发现胸骨的病灶内发生液化坏死出现无回声区，最应检查的部位为

A. 肺   B. 前列腺

C. 甲状腺   D. 肝

E. 肾   F. 胃

(77~82 题共用题干)

患者，男，57 岁。超声检查显示：肝右叶实性为主的肿物，大小 2.4cm × 3.1cm × 2.8cm，肿物中心见不规则囊变区。

77. 如果患者有糖尿病病史，近期出现寒战、高热、肝区压痛。患者最可能的诊断是

A. 肝囊肿伴感染   B. 肝血管瘤

C. 肝腺瘤   D. 肝淋巴瘤

E. 肝脓肿   F. 原发性肝癌

78. 如果患者近 4 个月出现腹胀、食欲缺乏、消瘦、便血等表现，对于肝脏肿物最可能的诊断是

A. 原发性肝癌   B. 肝淋巴瘤

C. 肝脓肿   D. 肝转移瘤

E. 肝错构瘤   F. 肝动脉瘤

79. 此肝脏病变若为转移瘤，最可能来源的器官是

   A. 肺   B. 胃肠道

   C. 淋巴结   D. 前列腺

   E. 脾   F. 肾

80. 如果肝脏病变为转移瘤，其超声表现为

   A. 超声造影表现为动脉期病灶周边环状或花边状强化，内部强化不明显，门脉期、实质期病灶仍无明显强化，即所谓"黑洞"现象

   B. 超声造影表现为动脉期快速增强，门脉期和实质期快速消退，呈"快进快出"表现

   C. 超声造影表现为动脉早期出现自中央向周边、放射状显著强化改变

   D. 超声造影表现为从周边向中心的向心性强化，呈"慢进慢退"表现

   E. 彩色多普勒显示病变内较丰富血流信号，阻力相对较低

   F. 超声造影表现为肝内圆形或椭圆形低回声，边界清晰、规则，外周有线状高回声环绕

81. 如果肝脏病变为转移瘤，依据其回声特点，可粗略推测其病变来源。下列叙述错误的是

   A. 肝脏高回声转移瘤，常见于胃肠道来源的恶性肿瘤

   B. 囊性肝转移瘤，可来源于卵巢癌、肉瘤的转移

   C. 肝脏高回声转移瘤，也可来源于神经内分泌恶性肿瘤

   D. 肝脏内出现钙化性转移瘤，常见于结肠来源的恶性肿瘤

   E. 胆汁瘤是一种肝脏的转移瘤

   F. 肝脏高回声转移瘤，可见于食管癌

82. 下列检查中，对其确诊最有帮助的是

   A. AFP 等实验室检查

   B. 肝脏核素检查

   C. 肝动脉造影检查

   D. 超声引导下穿刺活检

   E. 超声剪切波弹性成像

   F. M 型超声检查

（83~88 题共用题干）

   患者，男，58 岁。近 2 周来，出现明显食欲缺乏、腹胀、厌油、乏力、恶心、呕吐、发热、畏寒，因黄疸 3 天并逐渐加深就诊。肝功能检查 ALT 1073U/L，血清胆红素 126μmol/L，AST/ALT > 1。超声检查显示：肝大，回声粗糙，减低，肝内胆管内径为 3mm，胆总管内径为 7mm，壁厚，毛糙。胆囊影像显示欠清，胆囊壁明显增厚，内腔明显变小，内容物为弱回声光点。

83. 胆囊显示不好的原因最可能是

   A. 患者进食后胆囊处于排空状态

   B. 胆囊先天性过小或缺如

   C. 胆囊壁黏膜水肿增厚

   D. 胆囊内积气

   E. 肿瘤占据胆囊腔

   F. 胆囊萎缩

84. 还可能出现胆囊壁增厚的疾病有

   A. 急性胆囊炎

   B. 低蛋白血症

   C. 右心衰竭

   D. 肾疾病

   E. 胆囊癌

   F. 胆囊腺肌增生症

85. 经过一段时间的治疗后，超声复查于胆囊腔内可见团块状等回声，不伴声影，可随体位改变而变形及移动，该

回声团最可能是

A. 胆囊泥沙状结石

B. 胆囊内伪像

C. 胆囊息肉

D. 胆囊肿瘤

E. 胆色素结石

F. 胆囊内沉积物回声

86. 除本病外，胆囊腔内发生上述改变的原因还有

A. 胆总管梗阻　　　B. 长期禁食

C. 大量饮酒　　　　D. 溶血性贫血

E. 肠气干扰　　　　F. 急性胆囊炎

87. 该患者产生黄疸的原因是

A. 进食某些导致皮肤发黄的食物

B. 梗阻性黄疸

C. 溶血性黄疸

D. 药物过敏

E. 胆汁淤积

F. 肝细胞性黄疸

88. 肝源性黄疸和梗阻性黄疸鉴别的关键在于

A. 肝是否增大

B. 胆道系统是否扩张

C. 胆囊是否增大

D. 胆囊内是否出现结石

E. 脾是否增大

F. 胆管壁是否增厚

(89~91题共用题干)

患儿，男，4岁。右上腹持续发作绞痛。

89. 超声检查应注意的器官有

A. 肝脏　　　　　　B. 胆囊

C. 脾脏　　　　　　D. 肾脏

E. 下腹腔　　　　　F. 前列腺

G. 胰腺

90. 超声检查提示胆管囊性扩张症，胆总管部位出现的囊性结构的形态有

A. 球形　　　　　　B. 纺锤形

C. 菱形　　　　　　D. 囊中囊

E. 椭圆形　　　　　F. 三角形

91. 如果腹痛为持续性，同时伴有发热、黄疸，则考虑的诊断是

A. 胆囊穿孔　　　　B. 胆管炎

C. 胆囊结石　　　　D. 胆囊肿大

E. 肝炎　　　　　　F. 胆囊息肉

G. 输尿管结石　　　H. 肾结石

(92~96题共用题干)

患者，女，43岁。平素月经正常，近1年出现月经量增多，经期延长，拟行超声检查。

92. 根据患者病史，导致上述症状的常见疾病有

A. 功能失调性子宫出血

B. 子宫腺肌病

C. 子宫肌瘤

D. 异位妊娠

E. 子宫内膜息肉

F. 宫颈癌

G. 宫腔内放置节育器

H. 葡萄胎

93. 超声检查：子宫增大，轮廓尚规整，宫腔线前移，后壁壁间可见一53mm×47mm的低回声实质性占位，边界清楚，其周边可见环状血流信号，内部可见点、条状血流信号。其余肌层光点粗大，回声略增高。患者可能诊断为

A. 子宫腺肌病

B. 子宫浆膜下肌瘤

C. 子宫壁间肌瘤

D. 子宫腺肌瘤

E. 子宫腺肌病合并子宫腺肌瘤

F. 子宫内膜癌

94. 如患者子宫后壁的实质性占位为腺肌瘤，其声像图特点包括
    A. 病灶内常呈多发小无回声区
    B. 边界清楚，无明显包膜
    C. 呈圆形或椭圆形
    D. 边界不清楚，无明显包膜
    E. 边界模糊，有假包膜
    F. 病灶后方伴少许声衰减或呈栅栏状衰减回声
    G. 病灶内部呈星点状、条状散在分布的血流信号

95. 子宫腺肌病的声像图特点包括
    A. 病变呈结节状
    B. 子宫肌壁变薄
    C. 子宫增大，饱满、圆钝
    D. 回声增强
    E. 有时可见到不规则无回声区
    F. 宫腔线前移，也可后移

96. 如患者手术后，病理诊断为子宫腺肌病伴有子宫壁间肌瘤。应与子宫肌瘤相鉴别的疾病有
    A. 子宫肥大症
    B. 子宫畸形
    C. 盆腔炎性包块
    D. 卵巢肿瘤
    E. 子宫腺肌瘤
    F. 子宫内膜增生症

（97～100题共用题干）

患者，女，56岁。因"下肢水肿、疼痛，浅静脉曲张5个月"就诊。患者有长期站立史。超声检查显示：下肢深静脉管腔清晰，探头加压可压闭，小腿内侧部分大隐静脉管腔内低回声充填，探头加压管腔不能压闭。

97. 患者可能的诊断是
    A. 动脉瘤
    B. 深静脉瓣关闭不全
    C. 下肢深静脉血栓
    D. 动静脉瘘
    E. 血栓性深静脉炎
    F. 大隐静脉血栓

98. 超声诊断下肢深静脉瓣功能不全的依据包括
    A. 交通支静脉反流
    B. 深静脉瓣游离缘松弛、伸长
    C. 深静脉流速加快
    D. 浅静脉扩张
    E. 瓦氏呼吸试验或挤压远端肢体放松后出现反流且持续时间 > 1.0s
    F. 交通支静脉增宽

99. 下肢静脉血栓的回声可能是
    A. 低回声   B. 高回声
    C. 无回声   D. 强回声
    E. 弱回声   F. 等回声

100. 关于下肢深静脉瓣功能不全的叙述，正确的是
    A. 于较大的静脉可以观察到瓣膜关闭不严
    B. 有增加血栓的风险
    C. 反流时间越长则反流程度越重
    D. 静脉瓣均增厚、钙化
    E. 于浅表静脉可以观察到静脉瓣关闭不严
    F. 由于血液反流，下肢静脉压力较高

全真模拟试卷（四）

一、单选题：每道试题由 1 个题干和 5 个备选答案组成，题干在前，选项在后。选项 A、B、C、D、E 中只有 1 个为正确答案，其余均为干扰选项。

1. 人体组织声能衰减的主要原因不包括
   A. 声束扩散　　　B. 散射
   C. 声波传导速度　D. 吸收
   E. 蛋白质含量

2. 对超声的分辨力没有影响的是
   A. 超声频率的高低
   B. 声束的宽度
   C. 重复频率的高低
   D. 脉冲的宽度
   E. 声场远近及其声能分布

3. 下列与多普勒频移无关的是
   A. 声速
   B. 输出功率
   C. 探头发射的频率
   D. 红细胞的流速
   E. 多普勒角度

4. 下列选项中，适用于淋巴结血流的显示方式是
   A. 能量显示　　　B. 结构成像
   C. 透明成像　　　D. 宽景成像
   E. 表面成像

5. 主动脉夹层合并主动脉瓣重度反流时，可出现
   A. 左室扩大
   B. 左房扩大
   C. 左室运动幅度减低
   D. 左室壁增厚
   E. 右心扩大

6. DeBakey I 型主动脉夹层累及的部位是
   A. 升主动脉及主动脉弓
   B. 升主动脉、主动脉弓、降主动脉甚至髂动脉
   C. 升主动脉
   D. 腹主动脉及胸主动脉
   E. 胸主动脉

7. 真性主动脉瘤主动脉扩张，局部内径增大，可达正常部位内径的
   A. 4 倍　　　　　B. 1.5 倍
   C. 2 倍　　　　　D. 2.5 倍
   E. 3 倍

8. 彩超检查动脉导管未闭时，显示导管分流的最佳切面为
   A. 胸骨旁长轴
   B. 胸骨旁五腔心
   C. 胸骨旁四腔心
   D. 胸骨上窝主动脉弓短轴
   E. 主动脉短轴或胸骨上窝主动脉弓长轴

9. 超声检查部分型心内膜垫缺损时，表现为
   A. 原发孔型房间隔缺损
   B. 二尖瓣脱垂
   C. 室间隔缺损
   D. 三尖瓣位置异常，上移或下移
   E. 继发孔型房间隔缺损

10. 关于冠状动脉瘘口的多普勒超声表现，正确的是
    A. CDFI 呈五彩镶嵌的湍流信号
    B. 收缩期低速血流频谱
    C. 舒张期高速血流频谱

D. 收缩期高速血流频谱

E. 舒张期低速血流频谱

11. 下列关于胸腺的叙述，正确的是

    A. 只位于中纵隔内

    B. 成年胸腺退化无分泌能力

    C. 分为左、中、右三叶

    D. 为外周淋巴器官

    E. 能输送 T 淋巴细胞

12. 关于胸壁平滑肌肉瘤，下列叙述错误的是

    A. 多见于 50～70 岁的成人，有疼痛症状

    B. 大多为单发，多发者提示为从别处转移而来

    C. 多数好发于女性

    D. 临床上肿瘤生长速度很快

    E. 有时会有囊性变化

13. 正常肝扫查时，叙述错误的是

    A. 上腹部纵切，呈类三角形图像

    B. 肋缘下斜切，呈类扇形图像

    C. 肝内门静脉与肝静脉平行分布

    D. 于剑突下向肝膈面斜行扫查，可见三条肝静脉汇聚于第二肝门

    E. 横断切面尾状叶位于门静脉左支主干与下腔静脉之间

14. 在急性病毒性肝炎早期，肝实质超声表现为

    A. 回声增强

    B. 回声不均

    C. 回声增粗

    D. 均匀，较正常减弱

    E. 回声密集，呈云雾状

15. 下列属于多囊卵巢超声表现的是

    A. 每侧卵巢最大切面卵泡数目≥10 个

    B. 卵巢内见多个小卵泡，直径 0.2～1.0cm

C. 大多数患者卵巢大小正常

D. 卵巢髓质区增大，回声增强

E. 常见于老年女性

16. 对于未破裂型输卵管妊娠，其声像图特征为

    A. 宫腔内未见妊娠囊

    B. 大量盆腔积液

    C. 附件区见类似妊娠囊样高回声结构，囊壁厚，回声稍强

    D. 子宫内膜增厚

    E. 两侧附件区未见异常回声

17. 关于胎儿胃泡不显示，最常见的畸形是

    A. 巨舌

    B. 食道和纵隔肿瘤

    C. 横膈疝

    D. 食道闭锁

    E. 口腔寄生胎

18. 乳腺纤维腺瘤的典型声像图表现是

    A. 形状不规则、边缘不光整

    B. 形状不规则、后方回声增强

    C. 形状不规则、后方回声衰减

    D. 椭圆形、边缘光整、方位平行

    E. 椭圆形、边缘不光整、后方回声衰减

19. 超声诊断椎动脉发育不良，下列错误的是

    A. 椎动脉内径 <2mm

    B. 椎动脉内膜光滑无增厚

    C. 椎动脉血流充盈好

    D. 椎动脉内膜增厚，回声增强，有斑块

    E. 椎动脉频谱阻力增高

20. 患者，女，72 岁。因"双侧上睑肿胀 12 年，加重 2 个月"就诊。超声检查显示：双侧泪腺区实性低回声团块，

边界不清，形态不规则，后缘呈三角形，血流丰富呈树枝状。患者最可能的诊断为

A. 淋巴瘤

B. 炎性假瘤

C. 泪腺脱垂

D. 泪腺多形性腺瘤

E. 神经鞘瘤

21. 患者，男，57 岁。咳嗽伴左胸痛，气短逐渐加重 1 周，有低热，无咯血。超声检查提示：左胸腔中等量积液，细针穿刺胸腔积液为血性，为渗出液。为进一步确诊，首先应进行的检查是

A. 胸部 CT 检查

B. 纤维支气管镜检查

C. 诊断性人工气胸

D. 胸腔积液癌胚抗原测定

E. 胸腔积液查癌细胞

22. 患者，男，68 岁。超声心动图：心室壁非对称性增厚，室间隔增厚明显，肥厚心肌呈"毛玻璃"样改变。患者最可能的超声诊断为

A. 缩窄性心包炎

B. 限制型心肌病

C. 肥厚型心肌病

D. 扩张型心肌病

E. 心脏淀粉样变

23. 患者，女，46 岁。因"胸闷、气喘、下肢水肿 5 月余"就诊。CT 检查提示缩窄性心包炎。缩窄性心包炎的超声表现不包括

A. 双心房大

B. 左心室壁舒张运动受限

C. 房室瓣反流

D. 室间隔弹跳样运动

E. 心包增厚

24. 患者，男，48 岁。左肾摘除术后，卧

床 1 周，左侧小腿出现肿胀、疼痛，按之不硬而无明显凹陷，皮温升高，压痛明显。患者最可能诊断为

A. 下肢动脉栓塞

B. 下肢深静脉血栓形成

C. 慢性肾功能不全

D. 下肢淋巴水肿

E. 脉管炎

25. 患者，女，55 岁。超声显示：腹主动脉局部内膜分离，将血管分成两个腔，分离的内膜随血流搏动而摆动。彩色多普勒见一腔内血流正常，另一腔内血流紊乱，患者最可能诊断为

A. 动脉变异 　　 B. 假性动脉瘤

C. 动脉硬化 　　 D. 真性动脉瘤

E. 夹层动脉瘤

二、多选题：每道试题由 1 个题干和 5 个备选答案组成，题干在前，选项在后。选项 A、B、C、D、E 中至少有 2 个正确答案。

26. 下列叙述正确的是

A. 胆汁、尿液为无回声

B. 固体都是有回声的

C. 液体均是无回声的

D. 肾锥体表现为中低回声

E. 软骨为极低回声

27. 强回声可见于

A. 正常肾上腺

B. 骨骼表面（软组织 – 骨界面）

C. 胆囊结石

D. 含气肺（胸膜 – 肺界面）

E. 血管瘤

28. 组织多普勒成像的原理是

A. 二次谐波技术

B. 彩色多普勒成像基本原理

C. 改变彩色多普勒的滤波条件

D. 连续多普勒技术

E. 高脉冲重复频率超声成像技术

29. 关于梗阻性肥厚型心肌病，下列叙述正确的是
    A. 室间隔及左心室后壁非对称性明显增厚，左心房内径增大
    B. 左心室流出道高速射流
    C. 主动脉瓣中期关闭现象
    D. 二尖瓣前叶征象
    E. 节段性室壁运动异常

30. 下列不是由冠状动脉左前降支供血的是
    A. 前壁　　　　　B. 前侧壁
    C. 下壁　　　　　D. 侧壁
    E. 后间隔

31. 在先天性心脏病的诊断中，右心声学造影主要用于
    A. 二维超声不能确定右心房位置时
    B. 诊断心内右向左分流
    C. 肺动静脉瘘
    D. 右房室瓣反流
    E. 诊断心内左向右分流

32. 左心室形态明显改变时，左心室收缩功能测定应选用
    A. 双平面 Simpson 法
    B. 三维超声
    C. M 型超声
    D. 单平面 Simpson 法
    E. 单平面面积长度法

33. 心肌梗死合并室壁瘤时可出现
    A. 心功能减退
    B. 可闻及舒张期杂音
    C. 主动脉瓣反流
    D. 心电图 ST 段持续抬高
    E. 心电图 ST 段降低

34. 法洛四联症的彩色多普勒表现包括
    A. 主肺动脉收缩期五彩镶嵌色高速血流
    B. 右心房出现红色和蓝色分流性血流
    C. 主肺动脉舒张期五彩镶嵌色高速血流
    D. 右心室出现红色和蓝色分流性血流
    E. 左心室和主动脉内五彩镶嵌色高速血流

35. 关于右心室双出口，其室间隔缺损的类型有
    A. 右肺静脉下室间隔缺损
    B. 远离两侧半月瓣室间隔缺损
    C. 两侧半月瓣下室间隔缺损
    D. 主动脉瓣下室间隔缺损
    E. 房室通道型室间隔缺损

36. 关于超声诊断胸腔积液的优点，下列叙述正确的是
    A. 可以进行穿刺抽液的定位
    B. 可以区别胸膜肥厚和胸腔积液
    C. 可以区别肺底积液与膈下脓肿
    D. 超声诊断在胸腔积液检查中具有灵敏度高、定位准确、动态性等优点
    E. 渗出液与漏出液声像图相同

37. 关于胸壁急性蜂窝织炎的超声表现，正确的是
    A. 病变区软组织增厚
    B. 回声不均匀减低、边界不清楚
    C. 形态不规则
    D. 邻近软组织可见不同程度的水肿
    E. 病变周围组织回声增强，缺乏血供

38. 肝硬化的超声表现有
    A. 肝体积缩小，形态失常
    B. 门静脉扩张，脾大，腹水
    C. 胆囊壁增厚
    D. 肝静脉走行及管腔无异常改变
    E. 实质回声弥漫性增强、增粗，可有结节样回声

39. 肝血吸虫病慢性期的超声表现有
    A. 右叶缩小，左叶增大
    B. 肝缘钝，肝表面不平整
    C. 肝组织呈网格状、鱼鳞状结构
    D. 肝静脉细窄
    E. 肝内门静脉分支内径增宽

40. 肝后型门静脉高压症的病因是
    A. 肝外门静脉血栓形成
    B. 布－加综合征
    C. 肝门区肿瘤压迫
    D. 缩窄性心包炎
    E. 肝炎后肝硬化

41. 下列关于胆总管的叙述，正确的是
    A. 自肝总管与胆囊管的汇合处起始
    B. 止于十二指肠乳头部开口
    C. 全长 7～8cm，内径 6～8mm
    D. 与副胰管汇合形成膨大的壶腹部
    E. 前方有十二指肠球部、降部及胰头

42. 临床确诊的胆囊癌，其声像图通常可以表现为
    A. 胆囊壁呈局限性或弥漫性不均匀增厚
    B. 囊壁增厚的同时伴有结节状或乳头状肿块突入腔内
    C. 整个胆囊表现为低回声或回声粗而不均匀的实性肿块，并伴有结石强回声
    D. 肝内外胆管扩张
    E. 肝门部淋巴结肿大

43. 超声显示的副脾的声像图特点主要有
    A. 内部回声明显低于脾
    B. 内部回声与脾一致
    C. 多呈圆形或椭圆形
    D. 多位于脾门处
    E. 偶可见脾血管与其相连

44. 关于卵巢浆液性囊腺癌，下列叙述正确的是
    A. 儿童及青少年最常见的卵巢恶性肿瘤
    B. 彩色多普勒血流显像，乳头内显示较丰富的血流
    C. 多为部分囊性，部分实性
    D. 肿瘤生长快，常伴出血性坏死
    E. 多为双侧性

45. 超声诊断异位妊娠的声像图表现包括
    A. 子宫增大
    B. 宫腔积液
    C. 附件区囊实性包块
    D. 子宫直肠陷凹积液
    E. 子宫内膜呈细线状

46. 乳腺纤维腺瘤的超声表现包括
    A. 边界光滑
    B. 有包膜
    C. 内部呈均质低回声区
    D. 导管扩张
    E. 单发或多发

47. 淋巴结结核的超声表现包括
    A. 肿大的淋巴结呈椭圆形
    B. 皮质回声均匀，呈低回声
    C. 髓质居中，形态无变化
    D. 脓肿破溃，淋巴结与周围组织融合
    E. 淋巴结内血流信号增多，分布杂乱

48. 关于四肢动静脉瘘与动脉瘤，叙述错误的有
    A. 动静脉瘘在动静脉之间有异常通道，瘘口近心端动脉血流速度增快
    B. 动静脉瘘口近心端动脉呈高速高阻血流频谱
    C. 动脉瘤表现为局限性明显扩张
    D. 动脉瘤远侧动脉压明显减低
    E. 动脉瘤处局部浅静脉明显曲张

三、共用题干单选题：以叙述一个以单一患者或家庭为中心的临床情景，提出 2~6 个相互独立的问题，问题可随病情的发展逐步增加部分新信息，每个问题只有 1 个正确答案，以考查临床综合能力。答题过程是不可逆的，即进入下一问后不能再返回修改所有前面的答案。

（49~50 题共用题干）

患者，男，52 岁。肝右叶直径 7cm 肝囊肿行经皮穿刺无水乙醇硬化治疗后 3 天，低热 38.2℃。超声复查：囊腔内囊液范围 5cm×4cm，并见多发分隔。

49. 适宜的处理是
   A. 暂时观察
   B. 穿刺抽吸囊液后重复硬化
   C. 口服抗生素治疗
   D. 静脉应用抗生素
   E. 穿刺引流，囊腔内抗生素盥洗

50. 目前出现该超声表现最可能的原因是
   A. 囊内出血
   B. 继发囊内感染
   C. 囊肿复发
   D. 继发胆汁瘘
   E. 硬化剂的作用

（51~53 题共用题干）

患者，男，68 岁。因"活动后心悸、胸闷 3 年余"就诊。查体：心界扩大，心前区闻及 3/6 级舒张期杂音。心脏超声示：主动脉瓣增厚，回声增强，可见多个强回声斑附着，开放幅度尚可，闭合时可见缝隙。

51. 患者最可能诊断为
   A. 主动脉瓣退行性变合并关闭不全
   B. 主动脉瓣赘生物形成合并关闭不全
   C. 主动脉瓣脱垂合并关闭不全
   D. 主动脉瓣先天畸形合并关闭不全
   E. 风湿性主动脉瓣关闭不全

52. 下列不符合该患者的超声表现的是
   A. 主动脉瓣口心室侧舒张期五彩镶嵌状血流
   B. 升主动脉增宽
   C. 左心室增大
   D. 主动脉瓣口收缩期前向血流轻度增快
   E. 当主动脉瓣反流束朝向二尖瓣前叶时，M 型曲线可见前叶舒张期快速扑动波

53. 主动脉瓣反流呈中心性，测量主动脉瓣反流束频谱的最佳切面是
   A. 胸骨上窝主动脉弓长轴切面
   B. 心尖三腔心切面
   C. 主动脉根部短轴切面
   D. 胸骨旁左心长轴切面
   E. 心尖五腔心切面

（54~55 题共用题干）

患儿，男，6 岁。因"发现心脏杂音"就诊。超声心动图提示为部分型心内膜垫缺损。

54. 该患儿不可能出现的声像图表现是
   A. 二尖瓣前叶中部断裂
   B. 三尖瓣的附着点高于二尖瓣
   C. 房间隔下部回声中断
   D. 二尖瓣前瓣向左心室流出道移位
   E. 二尖瓣前叶舒张期向室间隔方向膨出

55. 关于该患儿的病理变化，错误的是
   A. 右心房、右心室扩大
   B. 左心室流出道变短
   C. 左心房、左心室扩大
   D. 肺动脉增宽
   E. 二尖瓣前叶与三尖瓣隔叶发育不良

（56~59 题共用题干）

患者，男，59 岁。进食后饱胀 2 月余，血便。超声检查显示：肝右叶有一

34mm × 36mm 边界清楚的强回声实性肿块，外周绕以较宽的声晕，中心部可见不规则无回声区，并呈"同心圆"征，其余肝组织回声稍粗糙；升结肠可见假肾状实性肿块。

56. 关于肝实性肿块，最可能的诊断是
    A. 转移性肝癌
    B. 原发性肝癌
    C. 结节型肝癌
    D. 肝腺瘤合并中心坏死液化
    E. 肝棘球蚴囊肿实变型

57. 可能的原发癌为
    A. 肺癌　　　　　　B. 乳腺癌
    C. 胆囊癌　　　　　D. 甲状腺癌
    E. 结肠癌

58. 关于该疾病的鉴别诊断，叙述错误的是
    A. 该疾病与多发性肝脓肿二者声像图较为相似，有时难以鉴别
    B. 该疾病与多发性肝脓肿可以从病史及治疗后疗效随访等方面进行鉴别：该疾病有原发肿瘤病史，且对抗肿瘤治疗可能有效；多发性肝脓肿有感染病史，对抗感染治疗有效
    C. 该疾病与肝血管瘤相鉴别，肝血管瘤肿块内部呈低回声，其边界也为低回声
    D. 该疾病与原发性肝细胞肝癌相鉴别，该疾病以多发病灶为主，原发性肝癌以单发多见
    E. 该疾病与原发性肝细胞肝癌相鉴别，该疾病病灶内部和周边一般无血流信号，而原发性肝癌病灶内部及周边通常可检测到血流信号

59. 该疾病的声像图表现不包括
    A. 常见多发，大小相近
    B. 典型图像呈"牛眼"征或"同心圆"征
    C. 圆形或椭圆形
    D. 边界清晰
    E. "块中块"征

（60～62题共用题干）
    患者，男，34岁。暴饮暴食后突发上腹部剧烈疼痛1天，并伴有发热、恶心及呕吐。实验室检查：白细胞明显升高。临床拟诊为急性胰腺炎。

60. 最符合急性胰腺炎超声表现的是
    A. 胰管串珠状扩张
    B. 胰腺弥漫性肿大，回声减弱或强弱不均
    C. 胰腺合并囊肿
    D. 胰管内结石
    E. 小网膜囊积液

61. 明确诊断的首选检查是
    A. 血沉　　　　　　B. 凝血时间
    C. 肝功能　　　　　D. 血、尿淀粉酶
    E. 血培养

62. 急性胰腺炎的间接征象不包括
    A. 胆囊壁增厚
    B. 脾静脉细窄
    C. 胰管扩张
    D. 后腹膜皂化灶形成
    E. 胰腺腺体变薄

（63～65题共用题干）
    患者，男，65岁。间断头晕、头痛，伴耳鸣、视物模糊、右上肢麻木、乏力、发冷，右侧桡动脉搏动减弱。听诊：右侧锁骨上窝可闻及血管杂音。

63. 患者首先应选择的检查是
    A. 上肢血管超声检查
    B. 上肢 DSA
    C. 上肢 CTA
    D. 上肢 X 线
    E. 上肢 MRA

64. 患者行右上肢动脉超声检查，提示右侧锁骨下动脉起始段多发粥样硬化斑块形成，局部管腔狭窄，呈杂色血流信号，流速增高，提示右侧锁骨下动脉起始段重度狭窄。下列声像图最不可能出现的是
    A. 椎动脉频谱可发生改变，可出现收缩早期血流频谱上升过程中突然下降形成切迹
    B. 椎动脉频谱可不发生改变
    C. 椎动脉频谱收缩期切迹最低流速大于舒张末期流速
    D. 椎动脉频谱整个心动周期血流方向逆转
    E. 椎动脉频谱收缩期血流逆转越过基线，但舒张期血流仍为正向

65. 关于锁骨下动脉盗血综合征的盗血途径，下列叙述正确的是
    A. 通过健侧椎动脉、基底动脉环、前交通动脉反向灌注患侧椎动脉
    B. 通过颈内动脉系、基底动脉环、后交通动脉反向灌注患侧椎动脉
    C. 通过患侧椎动脉、基底动脉，反向灌注健侧椎动脉
    D. 通过颈内动脉系、基底动脉，反向灌注患侧椎动脉
    E. 通过健侧椎动脉、基底动脉、基底动脉环、后交通动脉反向灌注患侧椎动脉

四、案例分析题：每道案例分析题有 3～12 问。每问的备选答案至少 6 个，最多 12 个，正确答案及错误答案的个数不定。考生每选对一个正确答案给 1 个得分点，选错一个扣 1 个得分点，直至扣至本问得分为 0，即不含得负分。案例分析题的答题过程是不可逆的，即进入下一问后不能再返回修改

所有前面的答案。

（66～70 题共用题干）

患者，男，26 岁。因"饮酒后急性腹痛持续 6 小时，进行性加重"入院。既往有胆结石和十二指肠溃疡病史。腹部超声检查显示：肝脏未见异常。胆囊大小约为 11.5cm×4.0cm，胆囊壁厚 2.5mm，胆囊内有多个大小不等的强回声团，直径0.5～2.0cm，伴有声影。肝内胆管不扩张，胆总管上段直径约 7mm。下段显示不清。上腹部及右肝包膜表面见大片混响伪像（多次反射），膀胱直肠凹可见少量积液征象。胰腺显示不清。

66. 为获得更多诊断信息，患者需取左侧卧位检查，目的是
    A. 检查胆囊颈部有无结石
    B. 有利于显示胆总管下段
    C. 发现更多腹腔积液
    D. 观察大片混响伪像有无向右肝前方及右膈下移动
    E. 是检查胰腺的有效体位
    F. 更好地显示左侧肾脏

67. 为了更好地显示胰腺，下列方法错误的是
    A. 试验采取半坐位检查
    B. 使用高频探头检查
    C. 加用组织谐波成像检查
    D. 饮水 1000ml 检查
    E. 试用 CDFI 寻找脾静脉，以此为标记寻找胰腺
    F. 适度加压扫查
    G. 试用超声造影显示胰腺

68. 该患者需要考虑的疾病有
    A. 急性胆囊炎
    B. 急性产气菌性腹膜炎
    C. 十二指肠溃疡穿孔
    D. 急性胰腺炎

E. 急性门静脉血栓

F. 肝脓肿

G. 胆总管下段结石梗阻

H. 脾梗死

69. 下列检查方法最有效的是

A. CT   B. 心电图

C. MRI   D. 胃镜

E. 胸腹联合透视   F. 腹腔镜

G. 核素胆囊显影   H. DSA

70. 提示 对患者行腹腔镜检查发现胃小弯侧穿孔，并在腹腔镜下施行胃大部切除术。术后2天患者出现高热（39℃），腹痛、腹胀。白细胞 1.9×10^6/L；血淀粉酶70U/L；总胆红素17μmol/L。再次行超声检查，发现肝内大量强回声，沿门静脉分布，随体位改变移动。应考虑的原因有

A. 吻合口漏

B. 急性门静脉血栓

C. 门静脉内积气

D. 产气菌性腹膜炎

E. 急性胰腺炎

F. 肝脓肿

G. 肠坏死

H. 胆管梗阻

（71～73题共用题干）

患者，女，44岁。因"进行性加重性心悸、气短、不能平卧2周"入院。患者有左侧乳腺癌病史3年。

71. 入院后应进行的检查是

A. 肝功能   B. 腹部超声

C. 心电图   D. 心肌酶

E. 超声心动图 F. 胸部CT

72. 心电图示频发房性期前收缩。超声心动图检查时需要关注

A. 各房室大小

B. 心包内有无异常回声

C. 各瓣膜形态和活动

D. 室壁厚度和运动幅度

E. 心腔内有无异常回声

F. 有无肺动脉高压

G. 有无异常血流信号

73. 超声心动图：心包腔内可见大量无回声区，右心房靠近下腔静脉口处有不规则团状回声延伸入下腔静脉。彩色多普勒示局部血流速度增高。患者可诊断为

A. 右心房肉瘤

B. 右心房黏液瘤

C. 右心房血栓

D. 右心房转移瘤

E. 高血压性心脏病

F. 大量心包积液

（74～78题共用题干）

患者，男，50岁。乙肝病史15年，右上腹不适，ALT、AFP正常。临床申请腹部超声检查。

74. 超声应重点检查的脏器是

A. 胰腺   B. 肝

C. 胆囊   D. 脾

E. 肾   F. 盆腔

75. 超声检查显示：肝右叶萎缩，左叶代偿性增大，肝被膜不光滑，实质回声增强、增粗、不均质，可见局限性回声增强区，肝静脉细窄，胆囊壁增厚5mm，胆囊侧壁可见3mm×4mm等回声赘生物，脾厚径47mm。此时可能的诊断是

A. 重型肝炎   B. 肝硬化

C. 肝癌   D. 慢性胆囊炎

E. 胆囊息肉   F. 脾大

76. 近6个月以来，患者体重下降明显。复查肝超声：肝右叶纹理结构紊乱，回声不均，门静脉右支充满稍高实性

回声，门静脉可能形成了

A. 血栓 B. 静脉瘤

C. 血管瘤 D. 癌栓

E. 静脉瘘 F. 静脉扩张

77. 此时应排除的疾病是

A. 结节型肝癌

B. 弥漫型肝癌

C. 转移性肝癌

D. 巨块型肝癌

E. 门静脉高压

F. 门静脉海绵样变性

78. 鉴别门静脉血栓和癌栓应重点观察

A. 门静脉管壁是否规整

B. 栓子内是否有搏动性血流

C. 门静脉管壁是否清晰

D. 门静脉管壁是否残缺

E. 门静脉管壁是否破坏

F. 是否有门静脉高压

(79~83题共用题干)

患者，女，40岁。突然发作上腹部剑突下疼痛，伴有恶心、呕吐，既往史无特殊。查体：T 38.5℃，P 95次/分，R 25次/分，BP 95/68mmHg。双肺呼吸音清晰，心前区未闻及杂音。腹部听诊肠鸣音（-）。

79. 患者可能的诊断是

A. 急性胰腺炎

B. 急性胆囊炎

C. 胆总管结石

D. 急性阑尾炎

E. 急性心肌梗死

F. 肠梗阻

80. 为明确诊断需要做的检查有

A. 血常规

B. 血、尿淀粉酶

C. 上腹部超声检查

D. 心电图

E. 超声心动图

F. 上消化道钡餐

81. 超声心动图无异常发现，心电图提示窦性心律，心肌酶谱检查（-）。为排除胆道结石，首选的影像检查为

A. CT B. MRI

C. ECT D. 超声

E. 内镜超声 F. 胆道造影

82. 提示 血常规：WBC 14×10^9/L，血淀粉酶122U（索氏单位），上腹部超声显示：胆囊大小108mm×43mm，壁厚5mm，胆囊内可见多个强回声伴声影，随体位改变可移动。此时应做的处理有

A. 卧床休息

B. 胃肠减压

C. 禁食

D. 解痉止痛

E. 全身支持疗法

F. 纠正水、电解质失衡

83. 如果患者需行手术治疗，假如手术中发现胆囊内无结石，而有严重的急性胆囊炎。应选择的手术是

A. 胆囊切除术

B. 括约肌切开术

C. 单纯探查、关闭腹腔

D. 胆总管探查术

E. 胆囊十二指肠吻合术

F. 胆囊造口术，二次手术切除胆囊

(84~87题共用题干)

患者，男，43岁。因"进食油腻餐后上腹部疼痛，伴恶心、呕吐"急诊入院。实验室检查：血淀粉酶800U/L。

84. 患者最可能的诊断是

A. 急性胃炎 B. 胆囊炎

C. 急性胰腺炎 D. 急性肝炎

E. 肾结石 F. 胰腺囊肿

85. 急性胰腺炎的并发症不包括
    A. 胰腺假性囊肿
    B. 胰腺周围积液
    C. 胰腺脓肿
    D. 脾静脉栓塞
    E. 胰腺结石
    F. 胆道梗阻

86. 我国急性胰腺炎最常见的病因是
    A. 胆道疾病　　　　B. 肥胖
    C. 酒精　　　　　　D. 免疫
    E. 手术　　　　　　F. 糖尿病

87. 评估胰腺炎严重程度一般不选用的影像学检查方法是
    A. 增强 CT　　　　B. X 线平片
    C. 超声　　　　　　D. MRI 平扫
    E. 平扫 CT　　　　F. 超声造影

（88～92 题共用题干）

　　患者，女，25 岁。发热、呕吐、转移性右下腹疼痛 1 天，右下腹麦氏点有明显压痛及反跳痛，WBC 12.9×10^{12}/L。

88. 做急诊超声检查时，叙述正确的是
    A. 需要和回盲部肿瘤和右附件疾病相鉴别
    B. 受阑尾位置、形态、大小及肠管气体干扰易出现假阴性
    C. 高频探头较低频探头对阑尾的显像更理想
    D. 梗阻和细菌感染是发病的重要因素
    E. 病变周围不会出现积液
    F. 不会出现肠管扩张

89. 可通过哪些周围结构的认读来帮助寻找病变
    A. 右侧卵巢　　　　B. 盲肠
    C. 空肠　　　　　　D. 腰大肌
    E. 髂动静脉　　　　F. 右肾

90. 超声检查显示：右下腹有盲端的低回声管状结构，管腔内出现密集点状弱回声，其他可能观察到的征象有
    A. 阑尾壁少量血流信号
    B. 阑尾周围炎
    C. 肠间少量积脓
    D. 右下腹多发淋巴结肿大
    E. 阑尾腔内粪石回声
    F. 右下腹肠管扩张

91. 如果病变继续发展，则可见
    A. 阑尾周围积液
    B. 阑尾形态不规则
    C. 阑尾与周围组织粘连
    D. 阑尾腔内有气体回声
    E. 肠间透声不好的液体
    F. 阑尾区见包块回声

92. 该患者在急诊手术后高热不退，超声复查显示：肝右叶肿大，内出现边界欠清的低回声，其内可见不规则液化坏死，膈肌与肝表面可见带状低无回声，其内透声欠佳。可能的病变是
    A. 肝脓肿　　　　　B. 膈下脓肿
    C. 肠梗阻　　　　　D. 胃肠穿孔
    E. 肝结核　　　　　F. 急性肝炎

（93～95 题共用题干）

　　患者，女，63 岁。因"自觉腹部胀痛、消瘦"就诊。超声检查：子宫萎缩，双侧附件区可见较大的囊实性团块，囊内可见多发分隔，实性部分显示丰富的血流信号，可观察到低阻力型动脉血流频谱，伴中等量腹腔积液。

93. 患者最可能诊断为
    A. 卵巢颗粒细胞瘤
    B. 卵巢畸胎瘤
    C. 卵泡膜细胞瘤
    D. 卵巢癌
    E. 卵巢囊腺瘤
    F. 卵巢囊肿

G. 卵巢血肿

94. 该病的常规筛查方法包括

    A. 血清 CA125

    B. 性激素六项测定

    C. 血清 AFP

    D. 盆腔 CT

    E. 血清 CA199

    F. 超声检查

95. 卵巢肿瘤常见的并发症有

    A. 恶变   B. 感染

    C. 坏死   D. 破裂

    E. 蒂扭转   F. 机化

    G. 液化

(96～100 题共用题干)

患者，女，60 岁。体检发现右乳肿块。超声报告"右乳外侧低回声肿块，BI - RADS 4c 类"。

96. 下列符合该患者 BI - RADS 4c 类诊断的描述是

    A. 边界光滑，有包膜，回声均匀，后方回声增强

    B. 边界模糊，呈纵向生长，形态不规则，可见成角，后方回声衰减，内见多发微钙化

    C. 边界清晰，形态不规则，可见成角，后方回声衰减，内见多发微钙化

    D. 边界光滑，无包膜，回声均匀，后方增强

    E. 边界光滑，无包膜，回声不均匀，后方回声衰减

    F. 边界模糊，呈横向生长，形态不规则，可见无回声区

97. 该患者应进一步选择的检查是

    A. 钼靶 X 线

    B. 乳腺 CT

    C. 超声引导下穿刺活检

    D. 乳腺 MRI

    E. 颅脑 CT

    F. 消化系统超声

98. 该患者病理结果显示"浸润性乳腺癌"。接受手术治疗，并且持续口服他莫昔芬（三苯氧胺）。术后 3 年。无肝炎病史，血糖正常。复查超声时，应重点检查

    A. 肝脏   B. 双侧腋下

    C. 双侧锁骨上窝   D. 子宫及双附件

    E. 双侧肾脏   F. 胰腺

99. 术后 5 年，该患者复查肝脏超声，发现肝脏饱满增大，肝内回声细腻增强，后方肝组织衰减明显，肝肾回声反差大，肝静脉显示不清，胆囊旁可见两个小弱回声区。此时可能的诊断是

    A. 轻度脂肪肝

    B. 不均匀脂肪肝

    C. 糖尿病性肝病变

    D. 转移性肝癌

    E. 暴发性肝衰竭

    F. 肝囊肿

100. 为进一步确诊，应采取的检查是

    A. 超声造影

    B. 肿瘤标志物检测

    C. 增强 MRI

    D. 增强 CT

    E. 血、尿常规

    F. 胆囊水成像

全真模拟试卷（五）

一、单选题：每道试题由 1 个题干和 5 个备选答案组成，题干在前，选项在后。选项 A、B、C、D、E 中只有 1 个为正确答案，其余均为干扰选项。

1. 彩色多普勒血流显像的彩色图表示血流方向的颜色是
   A. 红色表示血流朝向探头，蓝色表示血流背离探头
   B. 红色表示血流背离探头，蓝色表示血流朝向探头
   C. 蓝色表示血流朝向探头，绿色表示血流背离探头
   D. 红色表示血流背离探头，白色表示血流朝向探头
   E. 可随意设定

2. 为了最敏感地显示乳房肿块内的彩色血流信号并测速，首选的探头频率为
   A. 2.0MHz   B. 2.5MHz
   C. 3.0MHz   D. 5.0MHz
   E. 7.5MHz

3. 关于多普勒频移与探头发射频率，下列叙述正确的是
   A. 两者无关
   B. 前者与后者的二次方成正比
   C. 两者成正比
   D. 两者成反比
   E. 前者与后者的二次方成反比

4. PW 检测的血流速度超过 1/2 PRF 时出现折返，称为
   A. 尼奎斯特极限
   B. 傅里叶变换
   C. 运动目标显示器
   D. 自相关技术
   E. 彩色血流显像的滤波

5. 超声引导下行外周静脉穿刺，下列条件不符合理想的血管的是
   A. 充盈的   B. 表浅的
   C. 管腔大   D. 深处的
   E. 离动脉较远

6. 观察主动脉弓短轴，可用的声窗是
   A. 剑突下   B. 心尖部
   C. 胸骨旁   D. 胸骨上窝
   E. 右锁骨上

7. 右心房和右心室扩大，主肺动脉内径增宽，三尖瓣中量反流，胸骨左缘可探测到一垂直静脉，其内血流上行，经无名静脉回流入右侧上腔静脉。根据以上超声叙述，可考虑的疾病是
   A. 房间隔缺损
   B. 法洛四联症
   C. 右心室双腔心
   D. 肺动脉瓣狭窄
   E. 肺静脉异位引流

8. 永存动脉干在二维超声检查时的特殊表现是
   A. 肺动脉与左心室连接
   B. 肺动脉显示明显大于主动脉
   C. 两个大动脉显示平行并列
   D. 从各个切面图均不能显示独立存在的主肺动脉或其分支，只能从动脉干处显示其存在
   E. 肺动脉从冠状动脉起源

9. 关于镜像右位心的二维超声表现，错误

的是

A. 心房反位

B. 心室位置互换，左心室在右，右心室在左

C. 肺动脉与右心室连接，主动脉与左心室连接

D. 心尖位于胸腔右侧

E. 心室右祥

10. 肱静脉血栓形成可导致

A. 上肢坏疽

B. 脾动脉栓塞

C. 肺动脉栓塞

D. 桡动脉栓塞

E. 脑动脉栓塞

11. 胸腔积液最常见的原因是

A. 外伤

B. 肿瘤

C. 其他疾病所致的反应性胸腔积液

D. 炎性感染

E. 低蛋白血症致漏出性胸腔积液

12. 下列关于肝横沟的叙述，正确的是

A. 为第一肝门所在

B. 为第二肝门所在

C. 为第三肝门所在

D. 由胆囊窝和下腔静脉沟组成

E. 由脐静脉窝和静脉韧带构成

13. 下列选项中，不会引起锁骨下动脉盗血综合征的是

A. 锁骨下动脉椎动脉开口后严重狭窄

B. 主动脉缩窄

C. 上肢动静脉瘘

D. 无名动脉狭窄

E. 主动脉斑块

14. 关于甲状腺癌的超声表现，错误的是

A. 肿块内常见散在微钙化点

B. 肿块边界不规则

C. 肿块后方可有声衰减

D. 大多数肿块为囊性

E. 体积大的病灶可见丰富的血供

15. 符合乳腺纤维囊性病变患者临床表现的是

A. 乳头血性溢液

B. 乳头内陷

C. 月经期乳房胀痛

D. 橘皮征

E. 酒窝征

16. 腹主动脉夹层动脉瘤的声像图特征不包括

A. 纵切面腹主动脉内出现细条带状回声，将腹主动脉分为真、假两腔

B. 横切面腹主动脉呈"双环"征

C. 腹主动脉可继发扩张，内径增宽

D. 彩色多普勒血流显像真腔内血流单色较亮，假腔内血流较暗且不规则

E. 真腔大，假腔小

17. 患者，男，45岁。超声检查发现左肾病变，呈圆形，边界清晰，整齐光滑，直径为1.0cm，肿物内无回声，后方回声明显增强。根据上述声像图特征，可考虑诊断为

A. 肾囊肿

B. 肾脓肿

C. 肾囊肿合并出血

D. 肾囊肿合并感染

E. 肾结核

18. 患者，女，46岁。查体：二尖瓣面容，呼吸困难。心电图：二尖瓣型P波；X线：心影呈"梨形"；超声心动图：左心房内血栓形成。患者最可能诊断为

A. 风湿性二尖瓣狭窄

B. 冠心病心力衰竭

C. 肥厚型心肌病

D. 房间隔缺损

E. 二尖瓣脱垂

19. 患者，男，55 岁。因"平日呼吸困难"就诊。二维超声：左室心肌肥厚，厚约 12mm。频谱多普勒超声：主动脉跨瓣血流速度为 3.0m/s，平均压差为 23mmHg，瓣口面积为 1.75cm²，声像图如下。根据以上超声表现，患者可能诊断为

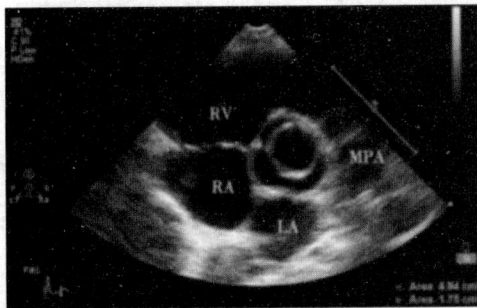

（彩图见附图7）

A. 主动脉窦瘤破裂

B. 主动脉瓣狭窄（轻度）

C. 主动脉瓣狭窄（中度）

D. 主动脉瓣狭窄（重度）

E. 梗阻性肥厚型心肌病

20. 患者，男，30 岁。有乏力、呼吸困难、水肿等充血性心力衰竭症状。超声心动图诊断为扩张型心肌病，不符合患者超声表现的是

A. 大心腔，小开口

B. 室壁运动弥漫性减弱

C. 全心扩大

D. 主动脉瓣提前关闭

E. 二、三尖瓣口轻度反流

21. 患者，女，33 岁。尿频、尿急、尿痛 1 年。超声检查显示：右肾轻度肿大，实质结构紊乱，多个大小不等的不规则液性腔及钙化灶，部分液性腔相通并与扩张的肾盂沟通，液性腔及肾盂壁不规则，右输尿管全程扩张，膀胱壁弥漫性增厚、僵硬，容积明显缩小。患者最可能的诊断为

A. 囊性肾癌

B. 肾结核

C. 肾小球肾炎

D. 膀胱癌侵犯输尿管

E. 急性肾盂肾炎

22. 患者，男，62 岁。上腹不适 6 个月，餐后加重，胃镜显示为溃疡型胃癌。其典型的声像图表现可能为

A. 胃壁表面隆起，边界清晰

B. 部分可见"火山口"征

C. 胃腔形态不规则，呈实性低回声

D. 呈"靶环征"

E. 胃腔狭窄、胃蠕动减慢

23. 患者，女，34 岁。孕 1 产 0，自然妊娠。早孕期超声检查提示单绒毛膜双羊膜囊双胎。目前妊娠 23 周，超声检查显示双胎妊娠，其中一胎出现水肿。下列诊断正确的是

A. 双胎输血综合征Ⅰ期

B. 双胎输血综合征Ⅱ期

C. 双胎输血综合征Ⅲ期

D. 双胎输血综合征Ⅳ期

E. 双胎输血综合征Ⅴ期

24. 患者，男，60 岁。颈部超声检查，右侧Ⅳ区发现淋巴结恶性肿瘤转移征象，应关注的部位是

A. 口腔   B. 鼻咽部

C. 腮腺   D. 甲状腺

E. 乳腺

25. 患者，女，62 岁。四肢乏力伴持物步态不稳半年。下肢超声提示下肢深静脉瓣功能不全。超声诊断的主要依据是

A. 静脉血流速度增快

B. 静脉血流速度减慢

C. 静脉血流信号变细

D. 静脉血流信号不连续

E. 远端加压时出现持续 1 秒以上的反向血流

二、多选题：每道试题由 1 个题干和 5 个备选答案组成，题干在前，选项在后。选项 A、B、C、D、E 中至少有 2 个正确答案。

26. 彩色血流信号"溢出"血管外的原因为

    A. 取样容积过大

    B. 滤波器频率过低

    C. 彩色增益过高

    D. 对高速血流使用过低速度标尺

    E. 彩色增益过低

27. 散射和绕射的主要区别有

    A. 发生散射时，小障碍物不成为新的声源，不再发射超声波

    B. 发生绕射时，超声波仅绕过障碍物的边缘行进

    C. 发生散射的条件为障碍物的大小明显小于波长

    D. 发生绕射的条件为障碍物的大小明显小于波长

    E. 散射时，探头接收到的散射回声强度与入射角无明显关系

28. 超声波指向性优劣的指标包括

    A. 近场长度　　　B. 半扩散角

    C. 扩散角　　　　D. 频率

    E. 声强

29. 关于频谱多普勒技术，正确的是

    A. 测量血流速度

    B. 确定血流方向

    C. 判断血流性质

    D. 了解组织器官结构

    E. 获得速度时间积分、压差等血流参数

30. 关于主 – 肺动脉间隔缺损与动脉导管未闭，其超声心动图的共同点为

    A. 左心室扩大

    B. 室间隔和左心室后壁运动幅度增大

    C. 升主动脉与主肺动脉之间回声中断

    D. 两组半月瓣异常

    E. 肺动脉内探及连续性低速血流频谱

31. 右冠状窦瘤破入右心房的超声心动图表现有

    A. 室间隔与左心室后壁呈逆向活动

    B. 窦瘤壁回声中断

    C. 右心房、右心室增大

    D. 右冠状窦壁菲薄，呈囊袋样向右心房膨出

    E. 主动脉瓣关闭不全

32. 关于左侧三房心的解剖学特征，错误的是

    A. 左心房内异常隔膜有交通口

    B. 均有房间隔缺损

    C. 左心房内出现异常隔膜样结构

    D. 心房被分为两个房腔

    E. 均有肺静脉异位引流

33. 对于陈旧性心肌梗死合并心尖部室壁瘤形成者，拟定量评价其左心室整体收缩功能，可采用的方法有

    A. 二维超声成像

    B. 能量多普勒成像

    C. 组织多普勒成像

    D. 三维超声成像

    E. 心肌声学造影

34. 超声心动图鉴别真、假腔的方法有

    A. 血流速度快，颜色鲜艳为真腔

    B. 收缩期内径扩张的为真腔

    C. 有自发性云雾状低回声或血栓回声的为假腔

    D. 收缩期内径扩张的为假腔

    E. 连续中断处，舒张期有血液流入的

腔为假腔

35. 关于肝硬化的超声表现，正确的是
    A. 初期肝硬化肝形态可正常或轻度增大
    B. 肝表面不平整
    C. 肝实质回声呈密集、细小点状
    D. 肝静脉管腔变窄
    E. 门静脉主干和左、右支可有扩张

36. 下列关于肝血管瘤声像图的叙述，正确的是
    A. 高回声型血管瘤表现为肝内圆形或椭圆形团状高回声，边界清晰、锐利，并呈浮雕样
    B. 低回声型血管瘤表现为肝内圆形或椭圆形低回声，边界清晰、规则，外周有线状高回声环绕
    C. 血管瘤内常探及较丰富的血流信号
    D. 直径大于5cm的血管瘤可呈混合回声
    E. 血管瘤的超声造影表现为从周边向中心的向心性强化，并呈"慢进慢退"表现

37. 下列关于门静脉海绵样变性的叙述，正确的是
    A. 由于门静脉内海绵样的改变，造成门静脉不全或完全阻塞或回流不畅，造成门静脉远端压力增高，导致侧支循环形成
    B. 门静脉周围或管腔内见网格状无回声
    C. 门静脉正常结构消失
    D. 病变区的血流多流向肝外的体循环系统
    E. 脾静脉、肠系膜上静脉主干增粗

38. 关于残角子宫妊娠声像图的特点，下列正确的是
    A. 子宫旁见一圆形囊性包块，内含

胚胎
    B. 子宫旁见一圆形囊肿，囊液清亮
    C. 子宫略饱满，内膜较厚
    D. 包块与子宫以一蒂相连
    E. 子宫旁见一实性长圆肿块

39. 关于卵巢癌的超声声像图表现，下列说法正确的是
    A. 盆腹腔内较大肿块，可为双侧性
    B. 分隔形成的带状回声厚薄不均
    C. 肿块回声杂乱
    D. 肿块形态不规则，边界不清
    E. 可发现肿瘤的腹膜种植及肝转移等异常

40. 胎儿左心发育不良综合征可出现的异常有
    A. 二尖瓣狭窄或闭锁
    B. 左心室腔小
    C. 主动脉弓缩窄、发育不良或离断
    D. 主动脉瓣狭窄或闭锁
    E. 动脉导管提前收缩

41. 在胎儿心脏超声四腔心切面，可观察到的内容有
    A. 心腔大小
    B. 房室瓣
    C. 肺静脉
    D. 房间隔、室间隔
    E. 静脉导管

42. 关于多胎妊娠的超声和临床表现，下列说法正确的是
    A. 多胎妊娠中双胎多见
    B. 多胎妊娠孕妇并发症多
    C. 围生期死亡率高
    D. 早产发生率高
    E. 多胎妊娠难以在早孕期显示

43. 关于 Dandy – Walker 畸形，下列叙述正确的是

A. Dandy – Walker 畸形是一种特殊类型的脑畸形

B. 常伴有心脏畸形和手足畸形

C. Dandy – Walker 畸形越典型，预后不良的可能性越大

D. Dandy – Walker 畸形越典型，预后不良的可能性越小

E. 典型的 Dandy – Walker 畸形以小脑蚓部缺失、第四脑室扩张和颅后窝池扩张为特征

44. 关于葡萄胎的声像图表现，下列叙述正确的是

A. 25% ~60% 伴黄素化囊肿

B. 应与过期流产相鉴别

C. 蜂窝状声像图是特异性超声所见

D. 子宫大于孕期

E. 刮宫后黄素化囊肿持续存在两个月为诊断恶性葡萄胎的唯一依据

45. 急性睾丸炎的超声特点有

A. 睾丸明显增大，表面光滑

B. 睾丸缩小，表面不光滑

C. 睾丸回声呈均匀或点状低回声

D. 睾丸回声明显不均匀，呈增强回声

E. CDFI 示：睾丸内血流信号增多

46. 超声显示甲状腺与颈前肌界限不清时，常见的甲状腺疾病是

A. 甲状腺腺瘤

B. 结节性甲状腺肿

C. 亚急性甲状腺炎

D. 单纯性甲状腺肿

E. 甲状腺癌

47. 关于动脉粥样硬化闭塞症与血栓性脉管炎的区别，叙述正确的是

A. 动脉硬化闭塞症常累及大中动脉；血栓性脉管炎最常累及中小动脉

B. 动脉硬化闭塞症病变分布广泛；血栓性脉管炎病变分布局限

C. 动脉硬化闭塞症患者常伴有糖尿病、高血压等疾病；血栓性脉管炎患者一般不伴有糖尿病、高血压等疾病

D. 血栓性脉管炎患者常比动脉硬化闭塞症患者年轻

E. 动脉硬化闭塞症彩色血流充盈缺损；血栓性脉管炎彩色血流节段性变细

48. 真性动脉瘤的多普勒超声表现有

A. 瘤腔内收缩期呈流速缓慢暗红色或暗蓝色

B. 当瘤体较大时，可见瘤体内有红蓝相间的涡流

C. 瘤内呈低速涡流，狭窄处呈高速射流

D. 显示高速色彩明亮的血流信号

E. 收缩期真腔内血流速高，而假腔内流速缓慢

三、共用题干单选题：以叙述一个以单一患者或家庭为中心的临床情景，提出 2~6 个相互独立的问题，问题可随病情的发展逐步增加部分新信息，每个问题只有 1 个正确答案，以考查临床综合能力。答题过程是不可逆的，即进入下一问后不能再返回修改所有前面的答案。

(49~50 题共用题干)

患者，女，24 岁。右颈部触及无痛性包块。超声检查显示：右侧叶甲状腺可见一大小约 2cm×3cm 的低回声团块，纵横比 >1，边界尚清，形态欠规则，内见点状强回声钙化，包块内可见线状血流信号。

49. 最可能的诊断是

A. 亚急性甲状腺炎

B. 桥本甲状腺炎

C. 结节性甲状腺肿

D. 甲状腺功能亢进

E. 甲状腺癌

50. 为明确包块血供情况，下一步应进行的检查是

A. CT   B. MRI

C. 三维超声   D. 超声造影

E. 弹性成像

（51～53题共用题干）

患者，男，64岁。因"呼吸困难，心前区不适"入院。查体：有奇脉、颈静脉怒张；听诊：心音遥远；X线显示：心影增大呈烧瓶状；超声提示：有心包积液。

51. 超声测量心包腔无回声区宽度为5.5mm，且局限于房室沟附近的左心室后下壁区域，考虑心包积液量为

A. <50ml

B. 50～100ml

C. 100～300ml

D. 100～500ml

E. >500ml

52. 如出现心脏摆动征，心包腔内无回声区的宽度为

A. >20mm，包绕整个心脏

B. 5～10mm，主要局限于左心室后下壁区域

C. 3～8mm，主要局限于左心室后下壁区域

D. 2～3mm，局限于房室沟附近的左心室后下壁区域

E. <2mm，局限于房室沟附近的左心室后下壁区域

53. 正常情况下，心包腔内含有少量液体，通常为

A. <2mm   B. 3～5mm

C. 5～8mm   D. 10～15mm

E. 15～20mm

（54～55题共用题干）

患儿，女，6岁。无特殊临床表现。CDFI示：可见收缩期起自左肺动脉根部沿肺动脉主干外侧壁走行的五彩状血流束，峰值流速为4.2m/s，压差为72mmHg；还可见三尖瓣反流，峰值流速为2.5m/s，压差为25mmHg。

54. 关于该患儿可能的超声表现，下列错误的是

A. 胸骨上窝主动脉弓长轴切面：主肺动脉远侧端短轴及主动脉峡部之间有异常通道

B. 肺动脉主干及分支扩大，搏动增强

C. M型超声：肺动脉瓣曲线a波变浅或消失

D. 胸骨旁心底短轴切面：肺动脉分叉偏左处与降主动脉之间有管道相通

E. 脉冲多普勒：双期湍流频谱

55. 如测得患者的肱动脉收缩压为95mmHg，舒张压为53mmHg，则估计其肺动脉收缩压为

A. 23mmHg   B. 30mmHg

C. 69mmHg   D. 72mmHg

E. 74mmHg

（56～59题共用题干）

患者，男，52岁。乙肝病史20余年，近日感疲乏，腹胀、上腹不适、食欲下降。肝功能示：总蛋白下降，白/球蛋白比例倒置。B超检查显示：肝脏缩小，包膜不光滑，肝内回声增粗、不均，门静脉右支内见低回声；彩色多普勒显示：低回声内未见血流信号，肝门区见蜂窝状改变，门静脉主干内径1.5cm，彩色血流信号颜色变浅；多普勒示：离肝血流。脾厚6.0cm，脾静脉内径8mm，肠系膜上静脉内径11mm。

56. 此患者最可能的临床诊断是

A. 淤血肝

B. 血吸虫肝损害

C. 肝硬化、门静脉高压症

D. 特发性门静脉高压症

E. 弥漫型肝癌

57. 门静脉右支内低回声最可能是

    A. 超声伪像

    B. 门静脉闭塞

    C. 瘤栓

    D. 门静脉血流速下降

    E. 血栓

58. 肝门区蜂窝状结构最可能是

    A. 食道下段静脉扩张

    B. 门静脉海绵样变性

    C. 肝动脉迂曲扩张

    D. 迂曲扩张的胆囊管

    E. 迂曲的小胆管

59. 门静脉主干彩色血流信号颜色变浅的原因是

    A. 彩色多普勒增益太小

    B. 彩色多普勒量程太大

    C. 门静脉血流量增大

    D. 门静脉血流速增大

    E. 门静脉血流速下降

(60~62 题共用题干)

患者，女，32 岁。突发右上腹钻顶样疼痛 3 天，无发热。超声检查显示：胆总管轻度扩张，内见一双线状回声团，呈"平行管征"。

60. 该患者可能的诊断为

    A. 胆总管结石

    B. 胆总管积气

    C. 胆总管蛔虫症

    D. 胆总管内沉积物

    E. 急性化脓性胆管炎

61. 关于本病，下列叙述错误的是

    A. 本病可引起胆管炎

B. 绞痛时伴恶心、呕吐

C. 疼痛间歇期无异常体征

D. 本病以"症状剧烈、体征严重"为主要特点

E. 本病以非手术治疗为主

62. 为明确诊断，下一步应进行

    A. CT   B. MRI

    C. ERCP   D. 血常规

    E. PET

(63~65 题共用题干)

患者，男，18 岁。反复出现血尿就诊，尿常规：红细胞（++），蛋白（+），超声检查所见：双肾大小形态正常，实质回声均匀；左肾静脉纵切图像，可见左肾静脉远心端即腹主动脉与肠系膜上动脉左侧的左肾静脉明显扩张，而位于腹主动脉和肠系膜上动脉之间的左肾静脉明显变窄。

63. 患者最可能的诊断是

    A. 肾小球肾炎

    B. IgA 肾病

    C. 肾病综合征

    D. 胡桃夹综合征

    E. 肾动脉狭窄

64. 此病的诊断标准是

    A. 反复性、发作性血尿或蛋白尿

    B. 主动脉左侧方的左肾静脉直径比主动脉正前方的左肾静脉宽 20% 以上

    C. 主动脉右侧方的左肾静脉直径比主动脉正前方的左肾静脉宽 20% 以上

    D. 主动脉左侧方的左肾静脉直径是主动脉正前方的左肾静脉直径的 2 倍以上

    E. 主动脉右侧方的左肾静脉直径比主动脉正前方的左肾静脉宽 50% 以上

65. 关于此病的叙述，错误的是

    A. 超声是诊断该病首选的无创性非侵

袭性检查

B. 临床主要表现为反复性、发作性血尿或蛋白尿，常易误诊为肾小球肾炎

C. 该病是指左肾静脉在腹主动脉和肠系膜上动脉间受机械性挤压后，肾静脉血流回流受阻引起的左肾静脉高压现象

D. 多见于儿童及青春期少年，发病年龄为 4~20 岁，以男性多见

E. 尿红细胞形态为肾小球性

四、案例分析题：每道案例分析题有 3~12 问。每问的备选答案至少 6 个，最多 12 个，正确答案及错误答案的个数不定。考生每选对一个正确答案给 1 个得分点，选错一个扣 1 个得分点，直至扣至本问得分为 0，即不含得负分。案例分析题的答题过程是不可逆的，即进入下一问后不能再返回修改所有前面的答案。

（66~68 题共用题干）

患者，男，57 岁。乙型病毒性肝炎病史 20 年，未规律抗病毒治疗。6 个月前，患者出现乏力、双下肢水肿、腹胀，体重下降 10kg。查体：面色晦暗，胸前可见蜘蛛痣。肝脏质地较硬，边缘不光滑，脾大，肋下可触及。腹部膨隆，移动性浊音（+）。

66. 为评估患者病情，首选的检查包括

A. 血常规和肝功能全套

B. 纤维化检查

C. 乙型肝炎病毒定量

D. 食管-胃底钡剂造影

E. 上腹部超声

F. MRI

67. 上腹部超声提示：患者肝右叶可见一低回声肿块，形态尚可，边界清，周围可见声晕，其内可见穿支血管。为明确肿块性质，进一步可选择的检查有

A. 超声造影

B. CT 增强

C. MRI 平扫

D. 腹部平片

E. 超声引导下穿刺

F. 钡剂造影

68. 肝癌的治疗方式有

A. 射频消融　　　　B. 手术治疗

C. TACE　　　　　D. 中药治疗

E. 靶向药物治疗　　F. 肝移植

（69~73 题共用题干）

患者，女，30 岁。出现右侧肢体无力伴间断眩晕数月。颈动脉超声检查显示：颈总动脉外径明显增宽扩张，管腔内线状膜样结构随血流搏动。

69. 患者最可能诊断为

A. 颈动脉内异物

B. 颈动脉真性动脉瘤

C. 颈动脉肌纤维发育不良

D. 颈动脉血栓脱落

E. 颈动脉假性动脉瘤

F. 颈动脉夹层动脉瘤

G. 颈动脉体瘤

70. 根据上述叙述，颈总动脉夹层动脉瘤造成的血管狭窄程度可能是

A. 0~49%　　　　　B. 50%~69%

C. 70%~89%　　　　D. 70%~99%

E. 80%~89%　　　　F. 100%

71. 经颅多普勒超声检查显示：左侧大脑中动脉、前动脉血流速度明显减低，左侧大脑中动脉 PI 0.68，压迫右侧总动脉时无血流变化，左侧大脑后动脉血流速度升高，左侧眼动脉血流速度减低并伴有低搏动性改变；右侧大

脑前动脉血流速度相对升高，大脑中动脉、大脑后动脉血流速度正常，右侧大脑中动脉 PI 0.89，右侧眼动脉血流速度频谱正常。下列关于其侧支循环的判断，正确的是

A. 左侧颈内 - 外动脉侧支开放

B. 前交通支开放（右侧向左侧供血）

C. 前交通支开放（左侧向右侧供血）

D. 左侧颈内 - 外动脉侧支未开放

E. 左后交通支开放

F. 右侧大脑前动脉流速升高考虑为代偿性增加血流

G. 右后交通支未开放

72. 可导致该患者眩晕的常见超声检查异常有

A. 右侧颈内动脉重度狭窄

B. 双侧大脑后动脉狭窄

C. 无名动脉夹层动脉瘤并右侧锁骨下动脉重度狭窄

D. 右侧锁骨下动脉夹层动脉瘤

E. 右侧颈外动脉重度狭窄

F. 右侧椎动脉重度狭窄

73. 患者行颈动脉支架术 1 周后，临床症状基本消失。复查超声显示颈总动脉双腔结构消失，血流速度恢复正常。经颅多普勒超声检查颅内动脉血流可能出现的变化有

A. 左侧眼动脉血流速度及频谱恢复正常

B. 右侧大脑前动脉血流速度较术前下降

C. 左侧大脑前动脉血流速度正常

D. 右侧大脑前动脉血流速度恢复正常

E. 右侧眼动脉血流方向逆转

F. 左侧大脑中动脉血流速度较术前改善，搏动指数与健侧一致

G. 左侧大脑后动脉血流速度恢复正常

（74～77 题共用题干）

患者，男，32 岁。突发性中上腹剧痛 2 小时，服用解痉药无好转，后伴发热，白细胞升高，出现全腹痛。既往史：偶有上腹不适，时有反酸现象。查体：全腹压痛、反跳痛明显，板状腹。

74. 根据患者的临床表现，可能的疾病有

A. 胆囊炎　　　　　　B. 胰腺炎

C. 阑尾炎　　　　　　D. 胃穿孔

E. 十二指肠穿孔　　　F. 肠梗阻

G. 肠套叠　　　　　　H. 肠重复畸形

75. 针对此病，超声应重点检查的内容是

A. 胆囊大小

B. 胰腺大小

C. 阑尾有无肿胀，阑尾区有无包块及积液

D. 膈下有无游离气体

E. 腹腔内有无游离液体

F. 胃肠道壁结构的连续性

G. 胃肠道壁有无增厚

H. 胃肠道有无溃疡

76. 急诊可首选进行的相关检查是

A. 血常规

B. 尿常规

C. 粪常规

D. 立位腹部 X 线片

E. 消化道钡剂造影

F. 超声

77. 可伴有的超声表现主要有

A. 胆囊体积明显增大伴胆囊结石

B. 胰腺肿大、回声明显减低，伴胰周积液、假性囊肿形成

C. 阑尾肿大、壁增厚、周围网膜组织回声明显增强及腹腔积液

D. 肝前方可见气体样强回声，可随体位移动

E. 下腹腔可见少量积液

F. 胃肠道管腔内可见团状强回声伴声影

G. 胃肠道管壁明显不均匀增厚呈团块状，并凸向腔内，导致管腔狭窄

H. 胃肠道壁轻度增厚，部分壁连续性中断，周围可见少量液体

（78～82 题共用题干）

患者，男，70 岁。因"无痛性血尿 2 周"就诊。超声检查显示：膀胱三角区低回声区，大小约 20mm×25mm，不随体位改变而移位，形态欠规则，低回声区内见点状血流信号，基底附着处膀胱壁肌层显示不清，但外界膜显示尚清晰。

78. 其最可能的超声诊断是

A. 膀胱平滑肌瘤
B. 膀胱乳头状瘤
C. 膀胱癌
D. 腺性膀胱炎
E. 膀胱血管瘤
F. 膀胱结石

79. 该病分期主要依靠

A. 肿瘤的大小
B. 肿瘤的部位
C. 肿瘤累及膀胱壁的深度
D. 有无肾积水
E. 临床症状
F. 肿瘤是否转移

80. 根据超声检查特点，初步分期应属于

A. T_0　　　　　B. T_1
C. T_2　　　　　D. T_3
E. T_4　　　　　F. T_{4a}

81. 如要进一步确定肿瘤的分期，可行的检查有

A. 膀胱镜
B. X 线膀胱造影
C. 超声造影
D. 经直肠腔内超声

E. 核素显像
F. MRI

82. 该疾病需要与下列哪些疾病进行鉴别诊断

A. 膀胱息肉
B. 膀胱乳头状瘤
C. 精囊炎
D. 膀胱炎
E. 前列腺增生
F. 膀胱结石

（83～86 题共用题干）

患者，女，55 岁。口渴、多尿伴肢端麻木 2 个月。血压 210/130mmHg。超声检查显示：肾上腺低回声肿物，大小约 22mm×18mm。

83. 需要鉴别诊断的疾病有

A. 库欣综合征
B. 原发性醛固酮增多症
C. 肾上腺嗜铬细胞瘤
D. 肾上腺皮质腺瘤
E. 肾上腺皮质腺癌
F. 肾上腺神经母细胞瘤
G. 节细胞神经瘤

84. 为明确诊断，临床还需要检查

A. 血常规　　　　B. 血电解质
C. 血脂　　　　　D. 肾功能
E. 超声心动图　　F. 胸部 X 线平片
G. 血醛固酮

85. 为明确诊断，尚需进行的影像学检查有

A. 腹部 X 线平片
B. CT
C. 放射性核素扫描
D. 超声内镜
E. 超声造影
F. 静脉肾盂造影
G. 逆行肾盂造影

86. 经上述检查,该患者确诊为原发性醛固酮增多症。如不及时治疗,还会出现的表现有

 A. 低血糖
 B. 阵发性手足搐搦
 C. 肌肉软弱无力
 D. 心动过速
 E. 神经麻痹
 F. 下肢静脉血栓
 G. 失钾性肾病

(87~89题共用题干)

患者,女,57岁。绝经2年余,因"阴道流液伴异味5个月,血性分泌物10天"就诊。妇科查体:外阴婚产式,阴道通畅,宫颈糜烂样改变,宫体正常大小,活动可,两侧附件区未见明显增厚及包块。

87. 患者首选的检查是

 A. MRI
 B. 经阴道超声检查
 C. 经腹部超声检查
 D. CT
 E. 诊断性刮宫
 F. 宫腔镜检查

88. 对于该检查方法,下列叙述正确的是

 A. 检查前需饮水以适度充盈膀胱
 B. 术前排尿
 C. 检查前无须充盈膀胱,或使膀胱少量充盈以利于子宫定位
 D. 检查前取截石位或用枕头垫高臀部
 E. 常规取平卧位
 F. 查明子宫大小及位置后再行操作

89. 超声检查显示:宫体大小约为48mm×45mm×40mm,轮廓尚清,肌层回声增强紊乱,分布不均,宫腔线消失,子宫腔探测到无回声区约11mm×5mm,内见散在细点状回声,双侧卵巢未显示,双侧附件区未发现明显异常包块回声。患者可诊断为

 A. 子宫内膜腺瘤样增生
 B. 子宫内膜息肉
 C. 绝经后子宫相对增大
 D. 宫腔积液
 E. 可疑子宫内膜癌
 F. 内生型子宫颈癌

(90~92题共用题干)

患者,女,25岁。已婚未育,平素月经规则。目前停经46天,出现少量阴道出血5天,伴有下腹隐痛。

90. 应首先考虑的检查有

 A. 血糖
 B. 尿妊娠试验
 C. 血β-HCG
 D. 血常规
 E. 心电图
 F. 超声检查

91. 患者尿妊娠试验(+),超声检查显示:子宫宫腔内未见妊娠囊,右卵巢外侧回声紊乱区21mm×21mm×16mm,内见彩色血流,左侧附件未发现异常,后陷凹积液28mm。患者目前可诊断为

 A. 宫内早孕
 B. 难免流产
 C. 不全流产
 D. 先兆流产
 E. 异位妊娠
 F. 月经失调

92. 下一步应进行的临床处理包括

 A. 腹腔镜手术
 B. 宫颈锥形切除
 C. 剖腹探查
 D. 诊断性刮宫
 E. 宫腔镜检查
 F. 腹腔穿刺

(93~97题共用题干)

患者,男,16岁。睡眠中突发阴囊疼痛。查体:左侧睾丸稍大,位置在阴囊上方,明显触痛。CDFI示左侧睾丸血流明显减少,右侧睾丸未见异常。

93. 最可能的诊断是

 A. 急性睾丸炎
 B. 急性附睾炎
 C. 睾丸扭转

D. 阴囊陈旧性血肿

E. 绞窄性疝

F. 精索静脉曲张

94. 睾丸的血供主要来自

A. 肾动脉   B. 睾丸动脉

C. 提睾肌动脉   D. 输精管动脉

E. 附睾动脉   F. 精索外动脉

95. 超声检查阴囊及睾丸时，最佳的探头频率是

A. 5.5MHz   B. 2.0MHz

C. 3.5MHz   D. 4.5MHz

E. 7.5MHz   F. 6.5MHz

96. 关于睾丸及附睾测量的描述，正确的是

A. 测量时取最大纵切面和横切面

B. 睾丸长径 3.5～4.5cm，宽径2.0～3.0cm

C. 附睾头正常小于 1.0cm，体和尾部小于0.8cm

D. 测量时应嘱患者屏住呼吸

E. 多测量可以提高准确度

F. 膀胱充盈时测量

97. 睾丸被膜自外向内依次为

A. 鞘膜脏层、白膜、血管膜

B. 鞘膜壁层、血管膜、白膜

C. 鞘膜脏层、血管膜、白膜

D. 白膜、血管膜、鞘膜脏层

E. 鞘膜壁层、白膜、血管膜

F. 白膜、鞘膜脏层、血管膜

(98～100 题共用题干)

患者，女，32 岁，产后 10 天。左腰部酸痛不适 4 天，伴有左下肢突发肿胀 2 天。查体：左下肢全肢肿胀，小腿屈肌部位张力过高，足背水肿，左侧大腿和小腿皮肤发绀，足背皮温降低，足背动脉搏动极弱。

98. 该病可能的诊断包括

A. 动静脉瘘

B. 深静脉血栓形成

C. 动脉受压搏动减弱

D. 深静脉功能不全

E. 动脉血栓形成

F. 动脉瘤形成

99. 该病可进行的检查包括

A. CTA   B. 超声

C. DSA   D. MRI

E. X 线   F. PET

100. 该疾病的发生原因包括

A. 血管内皮损伤

B. 血液高凝状态

C. 血流缓慢

D. 医源性损伤

E. 感染史

F. 运动时间过长

全真模拟试卷（六）

一、单选题：每道试题由1个题干和5个备选答案组成，题干在前，选项在后。选项A、B、C、D、E中只有1个为正确答案，其余均为干扰选项。

1. 观察不同器官和部位的彩色多普勒血流信号，下列选项对应错误的是
   A. 心脏、大血管：2.5MHz
   B. 甲状腺：7MHz
   C. 周围血管：2.5~3.5MHz
   D. 成年人肝内门静脉：3.5MHz
   E. 乳房：7~10MHz

2. 心脏超声检查时，下列最常用的探头是
   A. 相控阵探头　　　　B. 线阵探头
   C. TEE探头　　　　　D. 凸阵探头
   E. 环阵探头

3. 根据人体不同部位诊断用超声照射强度规定（ISPTA，美国FDA），下列不宜 > $20mW/cm^2$ 的部位是
   A. 肝　　　　　　　　B. 甲状腺
   C. 心脏　　　　　　　D. 眼部
   E. 胎儿

4. 正常眼动脉的多普勒血流频谱形态是
   A. 宽频毛刺样频谱
   B. 高阻力频谱
   C. 三相血流频谱
   D. 三峰双谷血流频谱
   E. 低阻力频谱

5. 多个病例需进行穿刺，其中一例为感染者，其穿刺顺序应为
   A. 第一位　　　　　　B. 中间
   C. 最后一位　　　　　D. 靠前
   E. 任何位置都行

6. 对于结节中的坏死部分，最有效的辨别方法是
   A. 二维超声　　　　　B. CDFI
   C. 二次谐波成像　　　D. 超声造影
   E. 三维成像

7. 三维超声成像的方法不包括
   A. 三维图像重建
   B. 三维图像的采集
   C. 二维图像的形成
   D. 采集数据的存储
   E. 重建三维图像的显示

8. 下列可反映肺动脉高压的征象是
   A. 肺动脉瓣M型超声曲线上a波消失
   B. 肺动脉瓣M型超声曲线上a波加深
   C. 肺动脉血流速度增快
   D. 肺动脉排血时间延长
   E. 极少有肺动脉内径增宽

9. 下列不属于超声心动图常规探测部位的是
   A. 右胸前区　　　　　B. 剑下区
   C. 胸骨上窝区　　　　D. 心尖区
   E. 经食管

10. 对梗阻性肥厚型心肌病超声表现的叙述，错误的是
    A. 左心室后壁增厚，但增厚程度小于室间隔
    B. 室间隔明显增厚
    C. 主动脉瓣收缩中期部分关闭
    D. 心室壁呈弥漫性向心性肥厚
    E. 室间隔厚径与左心室后壁厚径的比值 >1.5

11. 心脏转移性肿瘤最常累及
    A. 心肌
    B. 右心室
    C. 左心室
    D. 心包
    E. 心内膜

12. 肺动脉闭锁伴室间隔缺损时，肺动脉闭锁中不包括
    A. 主肺动脉分叉部闭锁
    B. 周围肺小动脉闭锁
    C. 肺动脉瓣闭锁
    D. 主肺动脉闭锁
    E. 左、右肺动脉分支闭锁

13. 关于卵巢超声表现的说法，错误的是
    A. 卵巢呈扁椭圆形，中央部髓质呈低回声，周边皮质回声略高
    B. 一侧卵巢内出现直径达 1.0cm 以上的卵泡并迅速发育者，为优势卵泡
    C. 月经第 5 天起，超声图像上可显示卵泡
    D. 大小随月经周期变化
    E. 优势卵泡直径达 1.8~2.5cm 时即成为成熟卵泡

14. 关于妊娠不同时期超声图像上出现或消失的结构，下列错误的是
    A. 妊娠 5~6 周出现卵黄囊
    B. 妊娠 10 周后，"双环征"消失
    C. "双泡征"仅为一过性表现，妊娠 7 周后不再出现
    D. 妊娠 16 周，胚外体腔消失
    E. 妊娠 6~7 周可见胚芽及胎心搏动

15. 桥本甲状腺炎的声像图特点是
    A. 甲状腺非对称性肿大
    B. 双侧叶腺体血流信号减少
    C. 正常的实质内见片状强回声
    D. 内部回声普遍减低、增粗，呈网格状
    E. 通常有多发强回声结节

16. 多发性大动脉炎的早期病理表现是
    A. 动脉周围炎及动脉外膜炎
    B. 动脉内中膜炎
    C. 坏死性血管炎
    D. 肉芽肿性动脉炎
    E. 动脉壁纤维化

17. 当腹主动脉瘤管径是多少为手术指征
    A. >3.5cm
    B. >2.0cm
    C. ≥8.0cm
    D. >5.0cm
    E. <1.0cm

18. 患者，男，30岁。因"发热、肝区疼痛"就诊。超声发现肝大，右肝内可见椭圆形占位性病变 6.0cm×5.5cm，其边界清晰、光滑，内部有低回声，肿物后方回声明显增强，可见侧边声影。根据该声像图特征，患者最可能诊断为
    A. 肝囊肿合并出血
    B. 肝实质性肿瘤
    C. 肝囊肿
    D. 肝囊肿合并感染
    E. 肝囊腺瘤

19. 患者，女，38岁。触诊时发现右乳肿块。拟了解乳腺肿块的硬度检查方法是
    A. 二维超声
    B. 弹性成像
    C. 超声造影
    D. 钼靶X线
    E. 三维超声

20. 患者，男，20岁。行心脏超声检查显示：大动脉短轴切面主动脉瓣开放呈鱼口状，关闭线呈一字形，可考虑诊断为
    A. 主动脉瓣二叶畸形
    B. 主动脉瓣脱垂
    C. 主动脉瓣关闭不全
    D. 主动脉瓣狭窄
    E. 以上都不是

21. 患者，女，19 岁。因"心悸，乏力，呼吸困难"就诊。超声心动图诊断为鲁登巴赫综合征，其表现有
    A. 房间隔缺损伴三尖瓣狭窄
    B. 房间隔缺损伴肺动脉瓣狭窄
    C. 室间隔缺损伴二尖瓣狭窄
    D. 室间隔缺损伴二尖瓣脱垂
    E. 房间隔缺损伴二尖瓣狭窄

22. 患者，男，56 岁。夜尿增多，排尿费力，尿流缓慢。最常见的病因是
    A. 前列腺炎
    B. 尿道狭窄
    C. 前列腺癌
    D. 前列腺增生
    E. 膀胱结石

23. 患儿，男，3 岁。因先天性心脏病就诊。超声心动图检查：主动脉起源于右心室，肺动脉骑跨在室间隔上，大部分起源于右心室，该患儿考虑诊断为
    A. 马方综合征
    B. 矫正型大动脉转位
    C. 完全型大动脉转位
    D. 右心室双出口
    E. 法洛四联症

24. 患者，男，69 岁。长期咳嗽、咳痰 10 余年，冬季感冒时症状更为明显。因"近日感冒后症状加重，伴呼吸急促，双下肢水肿"入院。根据患者的临床表现，可初步诊断为
    A. 肺癌
    B. 慢性支气管炎、肺气肿、肺心病
    C. 冠心病
    D. 高血压性心脏病
    E. 肺结核

25. 患者，女，30 岁。消化道出血。胃肠超声检查显示：胃壁不规则增厚，层次消失，胃窦近小弯侧可见 56mm × 50mm 低回声不均匀肿块，表面回声增强，呈"火山口"状。该患者可能出现的超声表现不包括
    A. 胃壁蠕动减弱
    B. 胃内可见大量潴留物
    C. 胃周围可见肿大淋巴结
    D. 双侧卵巢见实性肿块
    E. 胃壁蠕动增强

二、多选题：每道试题由 1 个题干和 5 个备选答案组成，题干在前，选项在后。选项 A、B、C、D、E 中至少有 2 个正确答案。

26. 关于脉冲重复频率（PRF）与临床检查效果的关系，下列叙述正确的有
    A. PRF 越高，取样深度越小
    B. 取样门固定，则心脏血流参数测量不准确
    C. 距离分辨力及速度分辨力均较高
    D. 探测深度越深，可测血流速度越低
    E. 临床检查时，针对心脏、肢体及腹部器官血流进行权衡选择

27. 多普勒组织成像的原理包括
    A. 连续波多普勒技术
    B. 彩色多普勒成像基本原理
    C. 改变彩色多普勒的滤波条件
    D. 二次谐波技术
    E. 间歇式超声显像技术

28. 超声诊断仪的扫描方式有
    A. 机械扇形扫描
    B. 电子线阵扫描
    C. 环阵相控扫描
    D. 电子凸阵扫描
    E. 相控阵扇形扫描

29. 应用血流多普勒频谱结合管径测量可评价
    A. 血流方向
    B. 血流速度
    C. 血流量
    D. 血流路径
    E. 超声波入射角

30. 关于双腔右心室的病理特征和超声表现，正确的有
    A. 可分为隔膜型和肌束型
    B. 梗阻部位在右心室体部或漏斗部下方，形成右心室中部梗阻
    C. 右心室漏斗下方存在异常肥厚肌束，将右心室分成两个腔：近端为低压腔，远端为高压腔
    D. 二维超声大动脉短轴及右心室流出道短轴切面相当于3点方位，右心室前壁和室间隔的心肌局部呈楔形肥厚或舌状肥厚凸向右心室腔，两者相对形成狭窄交通口
    E. 多合并室间隔缺损

31. 肺动脉栓塞中，栓子的来源包括
    A. 血栓   B. 脂肪栓
    C. 空气栓   D. 癌栓
    E. 肿瘤

32. 关于左侧三房心的超声表现，下列叙述正确的是
    A. 隔膜回声距左房室瓣环较近
    B. 与肺静脉入口相连的为副房腔，与二尖瓣和左心室相连的为真房腔
    C. 四腔心切面，左心房隔膜横跨左心房腔，将左心房分为两个腔
    D. 隔膜回声均有孔口
    E. 多合并房间隔缺损

33. 主动脉缩窄的超声表现有
    A. 缩窄部位管腔内可见撕裂的内膜
    B. 缩窄部位远端主动脉扩张
    C. 缩窄部位血流速度加快呈五彩镶嵌状
    D. 缩窄部位管腔明显变细或可见隔膜样结构
    E. 缩窄部位远端血流频谱呈缺血样改变

34. 下列先天性心脏病可导致临床上出现发绀的是
    A. 降主动脉缩窄
    B. 完全型大动脉转位
    C. 肺动静脉瘘
    D. 永存动脉干
    E. 法洛四联症

35. 先天性肺动脉瓣狭窄的超声心动图表现不包括
    A. 左心室内径扩大
    B. 肺动脉瓣增厚，开放受限
    C. 右心室增大
    D. 收缩期右心室流出道血流速度增快
    E. 主肺动脉扩张

36. 关于高血压性心脏病的超声表现，正确的是
    A. 病程较长的患者可出现左心室肥厚
    B. 可由各种肾脏病变引起
    C. 左心房可轻度增大
    D. 右心房明显增大
    E. 室间隔与左心室后壁可增厚

37. 下列关于胸膜、胸膜腔的叙述，正确的是
    A. 胸膜腔为负压，仅有少量浆液
    B. 脏、壁两层胸膜互相连续
    C. 胸膜腔容积比胸廓范围小
    D. 胸廓和膈围成胸腔
    E. 左、右肺分别位于左、右胸膜腔内

38. 下列关于胸膜转移癌的叙述，正确的是
    A. 肿瘤多位于胸壁深侧、胸膜腔或肺表面
    B. 胸膜可见等回声的结节状隆起
    C. 较小病灶不易被超声发现
    D. 较小病灶常呈低回声结节
    E. 与弥漫性间皮瘤不易鉴别

39. 肝癌的 CDFI 特征包括

A. "篮网"征

B. 血流速度一般较快

C. 阻力指数以低阻型为多

D. 肿瘤周围血流增多

E. 瘤体内部血流信号较少

40. 关于子宫畸形，下列叙述正确的是

    A. 先天性无子宫，双侧卵巢形态可正常

    B. 始基子宫：子宫小，宫颈与宫体等长或稍长，内膜呈线状回声

    C. 双角子宫是因为两侧副中肾管未完全融合所致

    D. 纵隔子宫可以分为完全性纵隔子宫和不完全性纵隔子宫

    E. 任何一种子宫畸形均可能合并泌尿系统畸形

41. 关于子宫内膜增生，下列叙述正确的有

    A. 多见于青春期和更年期女性

    B. 按子宫内膜增殖的程度分为单纯型、复杂型和不典型增生

    C. 常见的临床症状为月经紊乱、经期延长、不规则阴道出血等

    D. 由于子宫内膜受雌激素持续作用却无孕激素拮抗，而发生不同程度的增生性改变

    E. 声像图表现为内膜增厚，呈均匀高回声，内膜基底层与子宫肌层分界清晰

42. 关于卵巢转移癌，下列叙述正确的是

    A. 原发于胃肠道的卵巢转移癌又称库肯勃瘤

    B. 多为双侧发生

    C. 多来自胃肠道、乳腺等

    D. 病灶内不会出现黏液样囊性区

    E. 瘤内有出血、坏死时，局部可能出现不规则无回声区

43. 无脑畸形的声像图表现包括

    A. 脑室系统扩张

    B. 羊水过多

    C. 羊水减少

    D. 胎颅圆形光环缺如

    E. 颅内脑组织回声缺如

44. 甲状旁腺腺瘤的特征包括

    A. 80%的原发性甲状旁腺功能亢进症由甲状旁腺腺瘤引起

    B. 本病多见于女性

    C. 通常累及单个腺体

    D. 主要症状为钙磷代谢障碍引起的骨质疏松、脱钙及骨折

    E. 多为圆形，低回声，CDFI 示内部血流丰富

45. 阴囊及其内容物结核的超声表现包括

    A. 附睾结核多表现为附睾尾部肿大

    B. 附睾结核多表现为附睾弥漫性肿大

    C. 睾丸结核，病灶呈单发块状

    D. 睾丸结核，病灶呈散在结节分布

    E. 阴囊壁结核，病灶多呈弥漫性分布

46. 脂肪瘤的超声检查表现为

    A. 灰阶超声：回声可为高回声、等回声或低回声

    B. 灰阶超声：呈椭圆形、梭形或分叶形

    C. 灰阶超声：呈典型的"条纹"或"羽毛状"

    D. 灰阶超声：内部见条索状或带状高回声

    E. 彩色多普勒超声：多数瘤体内部不显示血流信号

47. 颈总动脉的超声特点是

    A. 管腔不随呼吸变化，探头加压不闭合

    B. 管壁较静脉厚

    C. 血流向远心端供血

D. 搏动性血流

E. 血流向近心端供血

48. 肝段下腔静脉梗阻的超声表现为

    A. 下腔静脉汇入右心房处下方管腔狭窄或闭塞

    B. 管腔内可见向上凸出或斜行的膜状分隔

    C. 管腔内可能显示为团块状回声

    D. 肝静脉管腔变得纤细或闭塞

    E. 可能观察到阻塞远侧下腔静脉扩张

三、共用题干单选题：以叙述一个以单一患者或家庭为中心的临床情景，提出 2~6 个相互独立的问题，问题可随病情的发展逐步增加部分新信息，每个问题只有 1 个正确答案，以考查临床综合能力。答题过程是不可逆的，即进入下一问后不能再返回修改所有前面的答案。

（49~53 题共用题干）

患者，女，57 岁。因"腹痛 1 周"就诊。外院 CT 诊断肝占位，要求超声引导下穿刺。

49. 首先需要完成的检查是

    A. 腹部超声   B. 腹部 MRI

    C. 腹部 CT   D. PET - CT

    E. 消化道造影

50. 超声检查显示肝内多发占位，首先选择的靶目标是

    A. 位于肝脏表面   B. 位于肝右叶

    C. 位于肝门   D. 位于肝尾叶

    E. 位于肝深方

51. 超声引导下穿刺不需避开

    A. 大血管   B. 扩张的胆管

    C. 胆囊   D. 肠管

    E. 肝组织

52. 超声引导下穿刺靶目标的

A. 病灶邻近大血管部分

B. 强回声坏死区

C. 液性区

D. 病灶内部的实性部分

E. 病灶深方

53. 穿刺病理不能解决的临床问题是

    A. 明确诊断

    B. 判断原发还是转移

    C. 明确组织类型

    D. 明确分化程度

    E. 提高疗效

（54~55 题共用题干）

患儿，男，7 岁。偶然体检听诊发现心脏杂音。超声心动图检查提示房间隔中部回声中断，彩色多普勒示左向右分流束。

54. 患儿最可能诊断为

    A. 房间隔缺损

    B. 法洛四联症

    C. 动脉导管未闭

    D. 室间隔缺损

    E. 心内膜垫缺损

55. 患儿超声心动图上不会出现的表现是

    A. 缺损两端房间隔增厚

    B. 肺动脉增宽

    C. 右心室缩小

    D. 右心房扩大

    E. 室间隔与左心室后壁同向运动

（56~58 题共用题干）

患者，男，19 岁。心脏超声检查示：胸骨旁大动脉短轴切面 12 点钟处室间隔连续性中断，并探测到左向右过隔血流信号。

56. 该患者室间隔缺损为

    A. 膜部型   B. 嵴内型

    C. 干下型   D. 隔瓣下型

    E. 嵴下型

57. 患者的室间隔缺损类型为

A. 漏斗部缺损　　　　B. 中央型缺损

C. 肌部缺损　　　　　D. 膜部缺损

E. 混合型缺损

58. 该超声切面上不会显示

　　A. 右心室　　　　　B. 左心房

　　C. 肺动脉　　　　　D. 右心房

　　E. 左心室

(59～61 题共用题干)

　　患者，男，74 岁。因"发热、寒战、呕吐、腹痛 3 天"就诊。查体：体温38.7℃，脉搏 96 次/分，呼吸 25 次/分，血压 80/50mmHg，右上腹压痛、反跳痛、墨菲征（＋）。超声检查显示：胆囊大小8.5cm×4.3cm×4.0cm，胆囊壁不均匀性增厚，以前壁增厚最为明显，增厚约0.8cm，回声粗乱，其内可见不规则低至无回声，胆囊前壁局部回声连续性中断，直径约 0.3cm，周围可见局限性无回声，与肝脏分界尚清晰，胆囊腔内可见点、絮状回声漂浮，胆囊近前壁可见多重强回声，并伴"彗星尾征"。实验室检查：白细胞计数 21×10^9/L，分类中性粒细胞百分比 87%。

59. 该患者最可能的诊断是

　　A. 胆囊肿大伴胆囊结石

　　B. 急性单纯性胆囊炎

　　C. 慢性胆囊炎急性发作

　　D. 胆囊结石伴沉积物

　　E. 急性坏疽性和气肿性胆囊炎

60. 该患者最可能的并发症是

　　A. 肝脓肿　　　　　B. 胆囊出血

　　C. 胆囊积脓　　　　D. 胆囊穿孔

　　E. 胆囊水肿

61. 对该病早期诊断具有重要价值的诊断信息是

　　A. 胆囊腔积气

　　B. 胆囊腔积血

C. 胆囊腔积脓

D. 胆囊腔积水

E. 胆囊腔胆汁淤积

(62～65 题共用题干)

　　患者，男，72 岁。因"食欲不佳，消瘦 2 个月"就诊。查体：上腹部可触及一范围约 3cm×4cm 的包块。实验室检查：癌胚抗原（CEA）10μg/L，CA19-9 600kU/L。

62. 患者最可能的诊断是

　　A. 慢性胰腺炎　　　B. 胰腺癌

　　C. 急性胰腺炎　　　D. 胰岛细胞瘤

　　E. 胰腺囊肿

63. 该病的好发部位是

　　A. 胰体　　　　　　B. 胰头

　　C. 胰尾　　　　　　D. 胰体尾部

　　E. 胰颈

64. 胰腺癌最常见的病理类型是

　　A. 神经内分泌癌　　B. 黏液表皮样癌

　　C. 胰岛细胞癌　　　D. 鳞状细胞癌

　　E. 腺癌

65. 关于胰腺癌与慢性胰腺炎的超声鉴别诊断，错误的是

　　A. 胰腺癌多有局限性肿大

　　B. 胰腺癌可伴有淋巴结肿大及腹水

　　C. 慢性胰腺炎胰管多呈不均匀串珠样明显增宽

　　D. 胰腺癌肿瘤后方回声多衰减

　　E. 慢性胰腺炎体积多轻度肿大或萎缩

四、案例分析题：每道案例分析题有 3～12 问。每问的备选答案至少 6 个，最多 12 个，正确答案及错误答案的个数不定。考生每选对一个正确答案给 1 个得分点，选错一个扣 1 个得分点，直至扣至本问得分为 0，即不含得负分。案例分析题的答题过程是不可逆的，即进入下一问后不能再返回修改

所有前面的答案。

（66~73 题共用题干）

患者，女，48 岁。腹背痛，消瘦 2 个月。超声检查显示：胰体肿物 4cm×3cm，低回声，边界不清，形态不规则，胰尾部胰管扩张。

66. 为明确诊断，可行的检查方法包括
A. 腹部 X 线平片
B. 消化道造影
C. 腹部 CT（增强）
D. 腹部 MRI（增强）
E. 超声造影
F. 核医学

67. 增强影像学检查显示：肿物呈延迟强化，边缘模糊，腹腔肿大淋巴结。为获得病理诊断，最安全有效的检查方法是
A. 手术中切除活检
B. CT 引导细针穿刺活检
C. MRI 引导细针穿刺活检
D. 超声引导粗针穿刺活检
E. 超声引导细针穿刺活检
F. 超声引导针吸细胞学检查

68. 血常规示：WBC $12×10^9$/L，PLT $250×10^9$/L。下一步处理包括
A. 尽快穿刺活检
B. 尽快手术切除
C. 延期穿刺
D. 抗炎治疗
E. 化学治疗
F. 输血小板

69. 3 天后复查血常规：WBC $8×10^9$/L，PLT $240×10^9$/L。穿刺时须注意
A. 避开大血管
B. 尽量避开胃肠气体
C. 减少穿刺次数
D. 垂直腹壁进针
E. 尽量通过肝左叶进针
F. 避开扩张的胰管

70. 穿刺后 2 小时，患者诉腹痛。下一步处理有
A. 嘱患者休息，避免剧烈活动
B. 短期禁食
C. 查腹部 X 线平片，除外肠梗阻
D. 复查超声，除外胰周积液或出血
E. 复查 CT，除外胰周积液或出血
F. 立即服用镇痛药

71. 穿刺后，可能出现的并发症包括
A. 出血
B. 感染
C. 低血压
D. 脏器损伤
E. 腹膜炎
F. 血栓形成

72. 预防穿刺后出血常采取的措施有
A. 术后应立即测定并记录患者的生命体征
B. 观察时间不应少于 2 小时
C. 穿刺针和引流导管的选择应坚持"先细后粗"的原则
D. 对凝血机制有异常的患者应谨慎
E. 减少粗针穿刺次数
F. 术后常规应用止血药

73. 预防穿刺后感染常采取的措施有
A. 穿刺诊疗室应有良好的通风条件，并保持环境干燥和整洁
B. 重视穿刺过程中各个环节的无菌操作观念
C. 所有穿刺用具、敷料均须严格消毒，诊疗操作符合无菌要求
D. 穿刺诊疗术中尽量减少室内人员走动
E. 污染与非污染物品应分别摆放
F. 为了防止发生逆行感染，避免在病变区域注入过量造影剂或灌入过量清洗药液

（74~76 题共用题干）

患儿，女，3 个月。常无诱因哭闹，哭闹时呼吸费力，并伴有口唇明显发绀，安静时可缓解。血气分析：pH 7.42，PO_2

25mmHg，PCO_2 32mmHg。拟诊为"法洛四联症"收入院。

74. 入院后应首选的辅助检查为
    A. CT
    B. 胸部X线检查
    C. 心电图
    D. 超声心动图
    E. MRI
    F. 血管造影

75. 下列最适宜该患儿的治疗方式为
    A. 根治术
    B. 右室流出道（RVOT）扩张手术
    C. Glenn吻合口术
    D. B－T分流术
    E. 药物治疗
    F. 姑息性手术，择期行二期纠治手术

76. 如行根治术治疗，早期可能出现的并发症为
    A. 心律失常
    B. 主动脉瓣关闭不全
    C. 室间隔缺损残余分流
    D. 灌注肺
    E. 低心排血量综合征
    F. 感染性心内膜炎

（77～80题共用题干）

患者，男，56岁。中上腹饱胀不适半年余，既往有慢性乙肝病史。查体：体温37.2℃，脉搏86次/分，血压120/80mmHg，腹稍膨胀，中上腹扪及质韧包块，伴有压痛，脾肋下2指，移动性浊音阳性。超声表现如图所示。

（彩图见附图8）

77. 可能的病因是
    A. 肠梗阻
    B. 肝硬化
    C. 胃癌
    D. 原发性肝癌
    E. 急性胰腺炎
    F. 肝血肿

78. 如进行超声检查，最重要的检查部位及关注点是
    A. 肝脏形态、肝区回声、肝内有无占位性病变
    B. 脾脏大小和回声
    C. 腹水
    D. 肝内胆管是否扩张
    E. 胆囊和胰腺情况
    F. 肝内血管血流情况

79. 若超声检查发现肝内占位性病变，为了较好地显示肝脏肿瘤，最理想的探头频率是
    A. 0.5～1.0MHz
    B. 3～5MHz
    C. 5～10MHz
    D. 10～15MHz
    E. 12～20MHz
    F. 以上都不是

80. 如果彩色多普勒超声显示病灶内无彩色血流信号，还应做的检查是
    A. 心电图
    B. X线腹部平片
    C. 超声造影
    D. 增强CT
    E. 增强MRI
    F. 血常规

（81～85题共用题干）

患者，女，59岁。进食后有胀满感，腹痛，体重急剧下降，顽固性腰背部疼痛，现出现黄疸，上腹部可触及肿块。超声检查显示：胰头可见一不规则低回声肿块，向周围蟹足样浸润，胆管及胰管显著扩张。

81. 关于其声像图表现的叙述，错误的是
    A. 后方回声增强
    B. 通常可有周围淋巴结转移
    C. 内部可见坏死及出血或出现钙化斑
    D. 钩突部肿瘤导致肠系膜上静脉后移
    E. 脾静脉及门静脉可见狭窄及闭塞
    F. 彩色多普勒可显示肿块周围的血管

浸润程度

82. 该区域的肿块，还应鉴别的疾病有
    A. 壶腹癌
    B. 胆总管结石
    C. 下段胆管癌
    D. 慢性胰腺炎
    E. 胃癌周围浸润
    F. 十二指肠乳头癌

83. 在与壶腹癌进行鉴别时，支持壶腹癌的特征为
    A. 肿瘤通常较小
    B. 黄疸发生早
    C. 扩张的胰管和胆管的长度较长
    D. 胰管不扩张
    E. 肝内外胆管扩张可不明显
    F. 对周围组织的浸润更明显

84. 下段胆管癌区别于该病变的超声表现为
    A. 肝内可有转移灶
    B. 肝门区未见明显增大的淋巴结
    C. 肝弥漫性增大
    D. 胆管扩张更明显
    E. 胰头未见实性占位
    F. 胰管未见扩张

85. 引起梗阻性黄疸的原因除了该病变外，其他可能的原因还有
    A. 胆管癌
    B. 十二指肠肿瘤
    C. 胆总管结石
    D. 胆道蛔虫
    E. 胆总管癌栓
    F. 胃周淋巴结压迫胆管末端

(86~89 题共用题干)

患者，女，43 岁。既往有肝硬化脾全切术病史。CT 检查示：脾区发现密度均匀结节，略低于肝脏，直径约 2.5cm。

86. 患者下一步应进行的检查是
    A. 腹部 X 线　　　　B. 超声
    C. 腹部增强 CT　　　D. 腹部 MRI
    E. 穿刺活检　　　　F. PET - CT

87. 首先应考虑的疾病是
    A. 肿大淋巴结
    B. 肾上腺腺瘤
    C. 脾切除术后副脾增生
    D. 胰尾部肿瘤
    E. 左肾占位
    F. 腹膜后占位

88. 关于副脾，叙述正确的是
    A. 为一种先天性变异
    B. 较多见
    C. 好发于胰尾部
    D. 为等回声，内部回声均匀
    E. CDFI 内可见血流信号，有时受机械技术影响显示无血流信号
    F. 边界清晰、包膜完整

89. 提示：最终患者确诊为脾切除术后副脾增生，若患者出现血小板计数呈逐渐降低趋势，且近期血小板计数明显减低。下一步应采取的治疗有
    A. 留院观察
    B. 静脉输注血小板制剂
    C. 药物口服血小板制剂
    D. 手术治疗
    E. 定期随诊
    F. 放化疗联合治疗

(90~94 题共用题干)

患者，男，46 岁。急性坏死性胰腺炎术后 3 天，突然出现尿量明显减少。超声检查显示：双肾明显增大，实质增厚，回声增高，肾锥体增大，回声减低，肾皮质与肾窦分界清楚。

90. 上述超声声像图特点符合
    A. 慢性肾功能不全声像图

B. 急性肾盂肾炎声像图

C. 急性肾功能不全声像图

D. 肾淤血声像图

E. 肾结核声像图

F. 肾积水声像图

91. 在临床工作中,少尿是指24小时尿量少于

    A. 100ml   B. 200ml

    C. 300ml   D. 400ml

    E. 600ml   F. 800ml

92. 急性肾功能不全的声像图特点包括

    A. 肾本身声像图正常

    B. 肾体积不同程度减小

    C. 肾实质增厚,回声增高

    D. 肾锥体回声减低

    E. 肾窦内或肾周围可见纤细的弱回声带

    F. 腹腔内可能有少量积液回声

93. 急性肾功能不全通常分为肾前性、肾源性和肾后性三种,能够引起肾源性急性肾功能不全的病因为

    A. 急性肾小球肾炎

    B. 血容量不足

    C. 肾中毒

    D. 挤压综合征

    E. 急性溶血

    F. 移植肾急性排异反应

94. 下列叙述正确的是

    A. 本例患者的超声声像图特点符合肾后性肾衰竭改变

    B. 本例患者的超声声像图特点符合肾源性肾衰竭改变

    C. 本例患者的超声声像图特点符合肾前性肾衰竭改变

    D. 超声能够提供肾损害的形态学资料,鉴别急性或慢性肾衰竭

    E. 超声可以对急性肾衰竭的原因是否

为肾前性、肾源性或肾后性做出可靠判断

F. 超声能够同时发现肾以外的病变或并发症,为临床选择合理的治疗方案提供可靠依据

(95~97题共用题干)

患者,女,34岁。因"人工流产后反复阴道出血半月余"就诊。实验室检查:血 HCG 132 IU/L。

95. 患者应考虑的疾病有

    A. 妊娠物残留

    B. 绒毛膜癌

    C. 胎盘部位滋养细胞肿瘤

    D. 侵蚀性葡萄胎

    E. 子宫内膜癌

    F. 功能失调性子宫出血

96. 下列检查中,对鉴别诊断有意义的是

    A. 清宫后组织病理学检查

    B. 宫腔镜

    C. 子宫动脉造影

    D. 经阴道超声

    E. 宫颈 TCT

    F. 胸部 CT

97. 经阴道超声检查显示:宫腔底部偏左见一约 27mm×15mm×13mm 的中强回声,边界欠清,内部回声不均,有多个不规则无回声区,CDFI 示:内部见较丰富血流信号,频谱为低阻力血流,阻力指数为 0.38。根据以上资料,患者可诊断为

    A. 子宫内膜息肉

    B. 妊娠物残留

    C. 宫腔血凝块

    D. 侵蚀性葡萄胎

    E. 胎盘部位滋养细胞肿瘤

    F. 异位妊娠

(98～100 题共用题干)

患者，男，72 岁。患有高血压病史 20 年。突发剧烈腰背部疼痛，长时间不能缓解。超声检查示腹主动脉局部内膜分离，分离的内膜随血流摆动，提示腹主动脉夹层动脉瘤可能。

98. 其常见的病因有
    A. 动脉粥样硬化
    B. 梅毒
    C. 感染
    D. 马方综合征
    E. 发热
    F. 先天性发育异常

99. 关于声像图特点，正确的是
    A. 腹主动脉增宽，呈双层管壁
    B. 腹主动脉撕脱的内膜上有破口

C. 夹层破裂口处显示多花色彩色血流
D. 真腔和假腔内均有血流信号
E. 腹主动脉夹层动脉瘤位于管腔外
F. 夹层破裂口处显示由真腔进入假腔，为双期往返状

100. 关于主动脉夹层动脉瘤真腔和假腔的特点，下列叙述错误的是
    A. 血流缓慢，颜色暗淡
    B. 其内可见血栓形成
    C. 脉冲多普勒可记录到类似于正常的多普勒频谱
    D. 血流信号延迟出现或根本记录不到
    E. 真腔内径一定比假腔宽
    F. 假腔内血流缓慢且暗淡，易形成血栓

附　图

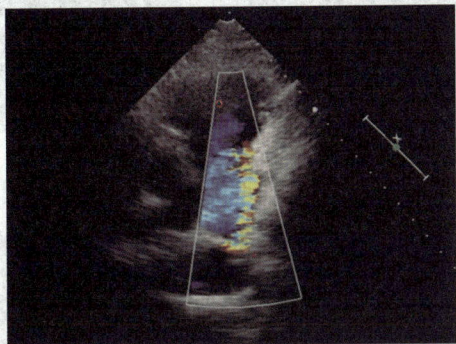

附图 1

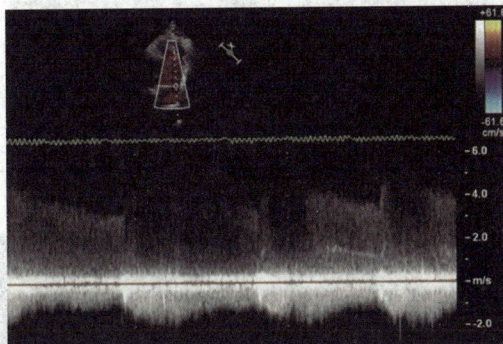

附图 2

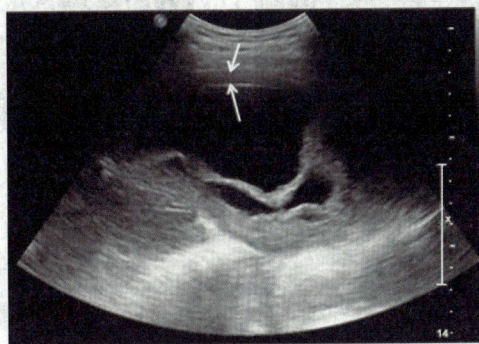

附图 3

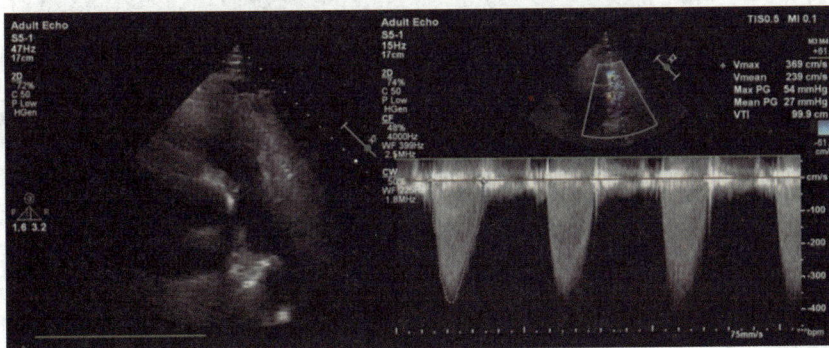

附图 4

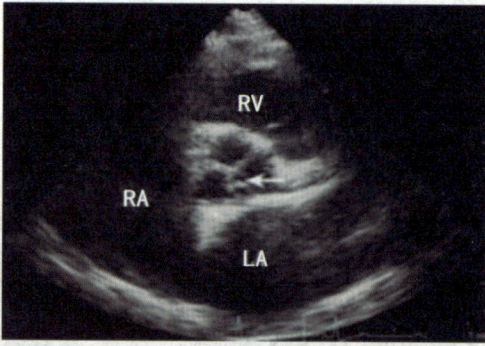

附图 5

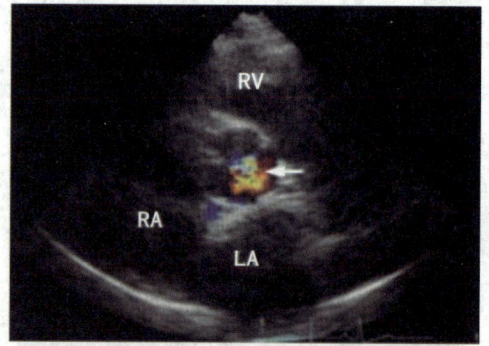

附图 6

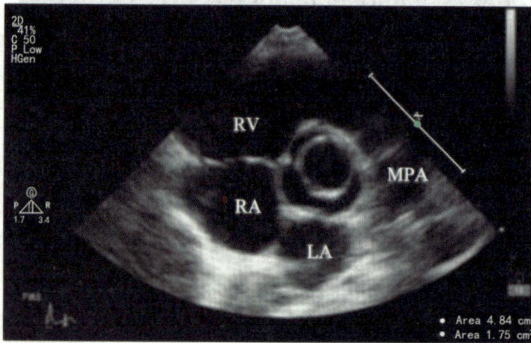

附图 7

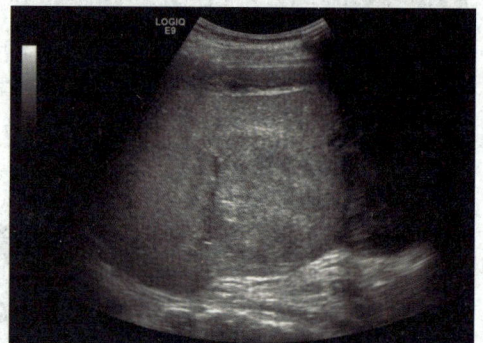

附图 8

高级卫生专业技术资格考试用书

超声医学全真模拟试卷与解析

答案解析

主　　编　郑　渤

副主编　刘寒月　陈月新　苏　丹　鞠　浩

编　　委　门翠伟　王　莹　田　厦　刘　川　刘璐璐

李婷婷　吴祉静　吴　俣　张　柳　范海静

常佳明

中国健康传媒集团

中国医药科技出版社

目 录

· 全真模拟试卷（一）答案解析

.... 1

· 全真模拟试卷（二）答案解析

.... 10

· 全真模拟试卷（三）答案解析

.... 19

· 全真模拟试卷（四）答案解析

.... 30

· 全真模拟试卷（五）答案解析

.... 41

· 全真模拟试卷（六）答案解析

.... 53

全真模拟试卷（一）答案解析

一、单选题

1. C 时间分辨力指的是成像系统在图像上区分不同时间所发生事件的能力，B模式图像时间分辨力的高低取决于帧频，帧频是指每秒钟系统所显示的图像数。

2. D 声音是一种机械振动在气态、液态和固态物质中传播的现象。通常将频率高于20kHz的声振，称为超声波。

3. C 在人体组织中，骨骼是传播超声速度最快的组织。这是因为骨骼是由硬质组织构成，具有高密度和刚性，导致声波在骨骼中的传播速度较快。

4. B 阻力指数（RI）=（V_s − V_d）/V_s，反映血管内血流的阻力情况。

5. A 穿刺活检针是以外径和内径两种径来划分的。通常将外径等于或小于1mm（19G/10号）称为细针，大于1mm者称为粗针，常用于组织学活检。

6. A 超声引导穿刺精确性的影响因素包括超声仪分辨率、声束厚度以及穿刺目标的大小。穿刺目标大，影响不明显；反之，影响明显。根据选项，只有选项A包括了这三个因素，因此答案为A。

7. E 心脏的纤维骨架是由多个结构组成的，包括左纤维三角、圆锥韧带、瓣纤维环和室上嵴。这些结构起到支撑和固定心脏瓣膜、心室壁和心房壁的作用。右纤维三角并不是心脏纤维骨架的一部分。右纤维三角是指心脏右心室壁、心房间隔和三尖瓣之间的区域，其中主要包括心肌组织。

8. D 主动脉瓣由三个半月形的瓣膜组成，分别称为左瓣（或称为主动脉瓣前瓣）、右瓣（或称为主动脉瓣后瓣）和无冠状瓣（或称为主动脉瓣上瓣）。

9. B 左室快速充盈期是指心脏舒张早期，此时左心室充盈速度最快，血液迅速从左心房通过开放的二尖瓣进入左心室。这种快速充盈的血液流速在超声心动图上表现为二尖瓣口舒张期血流频谱中的E峰。

10. A 在风湿性左房室瓣狭窄时，M型超声检查可以显示左房室瓣的形态和功能的异常变化。其中，左房室瓣前叶最典型的改变是舒张期开放呈城墙样改变。

11. E 左室长轴切面可以观察二尖瓣的开放和关闭，评估二尖瓣反流的程度。心尖三腔心切面、心尖四腔心切面和二尖瓣水平左室短轴切面可以观察到二尖瓣的结构和运动，评估二尖瓣反流的程度。而左室短轴心尖水平切面通常不用于观察和评估二尖瓣关闭不全。

12. E 二尖瓣舒张期震颤波是一种特殊的心电图表现，通常在心脏瓣膜疾病中出现。其中，主动脉瓣关闭不全是最常见的原因之一。主动脉瓣关闭不全会导致主动脉血流逆流回左心室，增加了左心室的舒张压力，进而导致二尖瓣的舒张期震颤波出现。

13. E 钻石征是指在二尖瓣M型超声心动图中，二尖瓣前叶和后叶在舒张期时呈现钻石形状，这是扩张型心肌病的典型表现。

14. A 在梗阻性肥厚型心肌病患者中，左室流出道狭窄导致射流速度增加，射流频谱呈现峰值后移，形状类似匕首，峰速通常超过 4m/s。

15. C 肋胸膜与膈胸膜转折处形成较深的半环形间隙，称肋膈隐窝，是胸膜腔的最低点，胸膜腔积液时首先积聚于此，是胸膜腔穿刺抽液的常选部位。呼气时，膈肌收缩向上移动，导致胸腔容积减小，肺内的气体被排出，肋膈隐窝相应扩大。吸气时，膈肌放松向下移动，胸腔容积增大，肺内的气体进入，肋膈隐窝相应缩小。

16. C 胸壁结核通常发生在胸壁内部组织，如骨骼、软组织等。胸壁结核病变一般呈低回声，形态不一，局限性结核可呈结节状改变，回声较均匀；较大的病变形态不规则，内部回声不均匀。病变周围组织回声多增强，血供较丰富。若出现干酪样坏死，则病变内可见不规则无回声区，常伴有强回声钙化影和后伴声影。坏死区内无血流信号。若形成寒性脓肿，则可见不规则的厚壁脓腔，内壁不规整，腔内可见碎屑样回声。病变还可能侵犯邻近的肋骨和肋间肌，并可能合并出现脓胸或肺内病变。胸壁结核通常不涉及血流变化，因此彩色多普勒超声对于胸壁结核的诊断没有太大的意义，也不会显示病灶部位的血流速度。

17. B 黄体囊肿超声表现变化较大，取决于囊内出血量多少及出血时间长短。无出血的黄体囊肿超声表现与滤泡囊肿相似。黄体囊肿出血时，囊壁稍厚，囊内出现网状中强回声及散在点状回声，也可出现血凝块回声。血块急性期呈低回声，慢性期呈高回声，不同病例表现可能不同。患者月经干净后复查，黄体囊肿常可自行变小或消失。CDFI囊肿周边可见环状血流信号，而囊内无血流信号。

18. A 通过定位髂内动脉，可以确定卵巢的位置，并在超声图像上进行准确

定位。

19. B 两侧副中肾管发育后完全没有会合，各自发育成子宫和阴道，各具输卵管、子宫、宫颈及阴道，形成双子宫（即两个单角子宫）、双阴道。纵切时可见两个子宫、宫颈和阴道回声。冠状切面显示子宫体呈蝴蝶翅膀样，各有宫腔回声；宫体横切面显示两个子宫体分离；宫颈部横断扫查可显示两个颈管回声。

20. E 结节性甲状腺肿的超声特点包括颈前部肿大、增粗，甲状腺内多个结节，结节大小不等、分布不均，CDFI示血流丰富，沿结节绕行。结节性甲状腺肿的结节可以是实性的，也可以是囊性的。

21. C 正常腱索连于乳头肌与二尖瓣之间，而左心室假腱索为左心室内一异常条索，连于乳头肌与室间隔之间，临床上通常无明显症状，仅在心前区可闻及2级及以下收缩期吹风样杂音。

22. B 在二尖瓣脱垂时，可观察到二尖瓣前叶和（或）后叶收缩期向左房脱垂。

23. C 大动脉转位是一种先天性心脏病，其中主动脉和肺动脉的位置颠倒。这种情况下，氧合血从右心室经过肺动脉返回肺循环，而不是经过主动脉进入体循环。因此，患儿出现发绀和低血氧饱和度的症状。

24. C 超声心动图显示左肺动脉与降主动脉之间有导管相沟通，并且CDFI显示该处有连续性左向右分流。这些表现符合动脉导管未闭的特征。

25. B 根据超声检查结果，右侧腹部分肠管肠壁不规则增厚，肠腔明显狭窄，并呈现不典型的同心圆改变，纵切面见多层肠壁近似平行排列，近段肠管扩张，肠内容物见逆蠕动出现，最可能的诊断是肠癌继发肠套叠。肠癌引起的肠套叠是指肠

道内的肿瘤导致肠道受压，肠壁发生改变，进而导致肠腔狭窄和扩张的情况。

二、多选题

26. ABC 超声波在不同组织之间传播时，会受到组织的特性阻抗的影响。特性阻抗是由组织的密度和声速决定的，因此影响超声波传播的速度。组织的密度是影响超声波传播速度的一个重要因素。不同组织的密度不同，因此超声波在不同组织中的传播速度也会有所差异。组织的弹性是指组织对外力的变形程度，弹性越高的组织，超声波传播速度越快。超声波在人体中传播的速度通常与温度有关，与超声波的频率无关。

27. ABD 超声的三个基本物理量分别是频率、波长和声速。频率是指声波的周期性振动的次数，用于叙述超声波的时间特性。波长是指超声波的一个完整周期的长度，用于叙述超声波的空间特性。声速是指声波在介质中传播的速度，它取决于介质的密度和弹性模量。

28. ACD 声场分为近场和远场，没有中场的概念。远场声束在传播过程中会扩散，但临床上声能分布均匀。近场声束集中，呈规则的圆柱形，但声能分布极不均匀。

29. ABDE 高速血流通常具有较高的血流速度，因此应选择相应的高速标尺以适应这种速度范围。低速血流通常具有较低的血流速度，因此应选择相应的低速标尺以适应这种速度范围。低频信号通常与低速血流相关，因此应选择较低的滤波范围来消除低频信号干扰。高通道滤波可以滤除低频信号，适合检查高速血流，以提高图像质量和血流信号的清晰度。低通道滤波可以滤除高频噪声，适合检查低速血流，以提高图像质量和血流信号的清晰度。

30. ABE 湍流的特点之一就是流体速度和方向的多变性。湍流是一种无序、不规律的流动状态，相比于分层流动，湍流不具备明显的层次结构。

31. BCE 肺动脉起始段和主动脉起始段相互交叉，形成一个 X 形的交叉点。肺动脉起始段位于主动脉起始段的右下方，形成一个交叉的位置。主动脉瓣和肺动脉瓣都是由三个半月形的瓣膜组成，所以它们都被称为半月瓣。

32. ABC 二尖瓣脱垂时，M 型超声上的二尖瓣曲线 CD 段可呈现吊床样改变，即二尖瓣在舒张期脱垂入左心房。室间隔与左心室后壁的运动幅度可能增大，因为二尖瓣脱垂导致的二尖瓣关闭不全会引起左心室舒张期负荷增加，从而使室间隔与左心室后壁的运动增大。由于二尖瓣关闭不全，左心室舒张期负荷增加，可能导致左心房和左心室的扩大。

33. BCE 室间隔巨大缺损导致氧合血液从左心室直接流入右心室，增加了右心室的负荷，使右心室壁出现肥厚。由于室间隔缺损，血液从左心室流入右心室，增加了右心室的容量负荷，可能导致三尖瓣反流增加。同时，部分血液可以逆流进入主动脉，从而使右心室和左心室之间发生分流，导致右心室血液进入左心室，使得左心室在右心声学造影时显影。

34. ADE 在单心室中，血液可以同时进入主动脉和肺动脉，从而供应全身和肺部的血液循环。动脉血液和静脉血液会混合在一起，形成一个统一的血流。双心房的血流会汇集到一个单一的心室腔内，然后再分别进入主动脉和肺动脉。

35. ABCE 动脉导管未闭、房间隔缺损、室间隔缺损和主动脉窦瘤破入右心室流出道都是可能并发肺动脉高压的先天性心脏病。这些疾病都会导致左到右分流，使得肺血流量增加，长期的肺血流量过大会导致肺血管阻力增加，进而引发肺动脉高压。

36. BDE "肺滑动"征是指在超声图像中，可以观察到正常肺组织在呼吸过程中与胸壁之间的滑动运动。在气胸的情况下，由于胸腔内气体的积聚，导致肺组织无法与胸壁产生摩擦，因此"肺滑动"征会消失。增强的 A 线是指在超声图像中，可以看到胸膜下的回声线增强，与正常 A 线相比更加明显。这是由于气胸导致胸膜下气体与超声波的反射增强所致。B 线是代表肺间质增厚的超声表现，不是气胸的典型征象。M 型超声可见"平流层"征是指在超声图像中，可以观察到胸膜下存在一层亮线，表示气胸所致的胸膜与肺之间的空隙。

37. ACE 肺炎性病变在声像图上，病灶呈低回声，边缘清晰，并且可见包括含气支气管的管状强回声、含液支气管的管状无回声以及肺实质内残留空气引起的点状强回声。

38. ABCD 在急性肝炎超声检查中，急性肝炎的表现为肝脏各径线增大、形态饱满但表面光滑，肝实质回声较正常减弱，回声点分布稀疏。胆囊壁水肿增厚，胆囊缩小，脾大和腹水也是急性肝炎的常见表现。肝后方回声较正常增强。

39. CD "水上百合"征为肝棘球蚴病的特征表现；"牛眼"征为肝转移瘤的特征表现；"马赛克"征为巨块型肝癌的特征表现。

40. ACDE 无回声型转移性肝癌以液性无回声为特征，边界清晰，囊壁可厚薄不均，内壁欠光滑，可见乳头状强回声向囊腔内隆起。多见于卵巢、胰腺等部位的黏液性囊腺癌转移。

41. ABCDE 腹膜后超声检查时患者一般取仰卧位，充分暴露腹部，必要时也可行侧卧位、半卧位、站立位或胸膝卧位等多种特殊体位。为避开胃肠气体干扰，还可采用俯卧位经背部扫查。需要经直肠超声检查盆腔内包块时可选取截石位。

42. AE 子宫体壁由三层组织构成：外层为浆膜层，中层为肌层，内层为黏膜层，即子宫内膜。

43. ABDE 卵巢子宫内膜异位症的超声表现：①于子宫的一侧或双侧见近圆形囊肿，可单发或多发；②囊肿多为厚壁，常与子宫、卵巢分界不清；③内部回声呈多样性：单纯囊肿型、多囊型、均匀光点型、团块型及混合型；④CDFI 示：囊壁及分隔上可见少量血流信号，囊内均无血流信号。

44. ACDE 卵巢囊性畸胎瘤可见于任何年龄，以 20 ~ 40 岁多见。多发生于单侧，肿瘤内容物含多种成熟组织。卵巢囊性畸胎瘤是来源于生殖细胞的肿瘤，含有三个胚层的各种成熟组织，其中以外胚层组织为主。肿瘤呈囊性，表面光滑，囊壁较厚，囊内充满皮脂样物、脂肪、毛发、并可有浆液、牙齿或骨组织。

45. ABCD 甲状腺结节超声图像上的钙化类型包括环状钙化、粗钙化、微钙化和蛋壳样钙化。中央型钙化不是甲状腺结节超声图像上的钙化类型。

46. ACDE 血管瘤彩色多普勒超声检查表现为肿块内部呈现为无回声区，并且可见红色和蓝色相交的血流信号填充（低速血流为主）。以静脉血流为主，蔓状血管瘤内还可探测到动脉或动静脉瘘频谱。后方有时可见其供血大血管血流信号。在加压试验过程中，可以看到肿块内部蓝色和红色信号交替出现。

47. ABCDE 四肢大、中静脉的血流频谱特点是随呼吸运动变化的单向回心血流。深吸气或做乏氏试验时，大、中静脉内血流停止；呼气或挤压远端肢体后，血流速度加快。

48. AB 在进行右肋缘下斜断扫查肝静脉时，患者取仰卧位，将探头放置于右肋缘下，主要显示肝右静脉和肝中静脉。

三、共用题干单选题

49. B 在体表器官及组织中应用三维超声成像时，最显著的优势是能够显示常规二维超声无法展示的冠状切面。传统的二维超声成像主要依赖于探头在特定位置扫描，只能提供特定切面的信息，难以获得全方位的观察。而三维超声成像可以通过多个角度的扫描，将完整的冠状切面信息整合在一起，呈现出更加真实的三维形态。

50. D 慢性胰腺炎的临床声像图特征通常包括可形成假性囊肿，主胰管可扩张，与酗酒有关，以及胰腺导管不同程度扩张，呈串珠状。胰腺呈水肿样低回声不是慢性胰腺炎的典型特征。

51. A 超声检查胰腺通常需要患者空腹，即前一天晚餐后禁食，但必要时可以让患者饮水 500～1000ml 来充盈胃腔，以便更好地观察胰腺。

52. D 常见的血管多普勒血流参数包括搏动指数（PI）、收缩/舒张比值（S/D）、血流速度－时间积分（VTI）和压力差（PG）。骨热指数不是血管多普勒血流参数，它是一种用于评估骨骼热量代谢的指标。

53. D 无肺动脉高压的房间隔缺损通常会导致左至右分流，即血液从左心室经过房间隔缺损进入右心室。在多普勒频谱中，分流峰速度通常位于收缩早期，即在左心室收缩的早期阶段。

54. B 根据患者的症状和检查结果，包括心电图示 T 波异常、X 线示心影增大和肺淤血、超声可见全心扩大、左室呈"球形"增大、左室射血分数为 35%，最

可能的诊断是扩张型心肌病。扩张型心肌病的特点是心室扩大和收缩功能减弱。

55. E E 峰至室间隔的瞬时便携融合度（EPSS）是一种用于评估二尖瓣前移的指标，在扩张型心肌病中通常会增大而不是减小。

56. D 根据患者的症状，突发胸闷、气促、呼吸困难、血压下降以及嘴唇发绀明显，结合病史中的股骨骨折后卧床休息，高度怀疑为肺栓塞。肺栓塞是由于血栓或其他物质阻塞肺动脉或其分支引起的急性肺循环障碍。

57. D 肺动脉栓塞时，由于肺动脉阻塞，右心系统负荷增加，导致右心室扩大。超声心动图可显示右心室增大，肺动脉增宽，肺动脉内可见实性回声。

58. A 根据患者的症状和体征，如阵发性头晕、头痛、呼吸困难，血压曾达到高血压水平，心尖搏动位置左移，心率加快，肺部闻及湿啰音，踝部水肿等表现，最可能的诊断是高血压性心脏病。

59. B 对于该患者，超声心动图可以评估心脏的大小、壁厚、瓣膜功能和血流动力学等方面的情况，有助于确定是否存在高血压性心脏病以及其对心脏功能的影响程度。

60. C 胸膜局限性间皮瘤是一种与石棉接触有关的肿瘤，通常表现为圆形均匀的实质性弱回声，内部可见小无回声区和钙化，瘤周围胸膜增厚。

61. D 胸膜弥漫性恶性间皮瘤是与石棉接触有关的恶性肿瘤，超声下可见胸膜弥漫增厚，多中心、大小不等的低回声隆起，表面不规则，与胸膜的边界不清，胸腔内积液呈大量。

62. A 转移性胸膜肿瘤是指其他部位肿瘤转移到胸膜，超声下可见脏层和壁层胸膜表面的较均匀的弱回声。

63. B 根据题干中的临床表现和超声检查结果，患者在月经周期第20天出现阴道间断性点滴出血和剧烈下腹疼痛，超声检查显示右侧附件区可见混合回声团块，边界欠清，右侧卵巢未显示，左侧卵巢显示，团块内未探及明显血流信号。这些特点与卵巢黄体囊肿破裂相符。

64. C 输卵管妊娠破裂也可以出现阴道出血和下腹疼痛的症状，但超声检查结果不同。卵巢黄体囊肿破裂可见到右侧附件区混合回声团块，而输卵管妊娠破裂则可能显示扩张的输卵管，并有液性暗区。

65. C 血清 β－HCG 测定可以帮助确认是否存在妊娠，并进一步判断是否为卵巢黄体囊肿破裂或输卵管妊娠破裂等情况。

四、案例分析题

66. ABCF 正常二尖瓣的频谱是正向的，表示血流方向从左心房向左心室。频谱信号呈现为一个窄带，表示正常的血流通过二尖瓣。频谱通常呈现为双峰，其中一个峰代表 E 峰，表示舒张早期的血流速度；另一个峰代表 A 峰，表示收缩期末的血流速度。频谱在舒张期出现，其中的 E 峰和 A 峰可见。

67. BCDF 超声心动图对于风湿性二尖瓣狭窄的诊断具有重要价值。在超声心动图上，可以观察到以下特征：舒张期时，二尖瓣口可见红色花彩血流，这是由于狭窄导致血流通过二尖瓣时受阻形成的湍流现象。此外，二尖瓣前叶呈现出类似城墙的改变，这是由于炎症引起的纤维化和钙化。在左心房内舒张期，可以观察到蓝色花彩血流，这是由于二尖瓣关闭不全导致血流从左心室逆流回左心房形成的逆流现象。同时，二尖瓣口舒张期的血流速度也会增加。

68. ABCDF 对于二尖瓣狭窄，常见的改变包括二尖瓣增厚、二尖瓣前后叶同向运动、二尖瓣城墙样改变、二尖瓣有钙化和二尖瓣前后叶粘连。

69. ABCD 左心房血栓的超声特点包括多层状回声、基底部宽、活动度小、无蒂和形状不规则。

70. ABE 左心房黏液瘤通常有蒂，即黏液瘤与心腔壁有明显的连接；与左心房黏液瘤相反，左心房血栓通常没有明显的蒂。左心房黏液瘤可以导致二尖瓣前后叶的反向运动，即二尖瓣在舒张期时向左心房移动。左心房黏液瘤通常具有较高的活动度，随着心脏的收缩和舒张而活动；左心房血栓通常具有较低的活动度，不会随着心脏的收缩和舒张而活动。左心房黏液瘤的基底部通常较窄。

71. ABCDE 术后三天的超声心动图检查需要观察和测量人工瓣的形态、瓣口流速及关闭情况、位置以及是否存在瓣周瘘。

72. BCEF 根据患儿的临床表现和超声心动图结果，肺动脉高压征象提示存在先天性心脏病。完全型心内膜垫缺损、完全型肺静脉异位引流、房间隔缺损和室间隔缺损都是常见的先天性心脏病，可能导致肺动脉高压。

73. ABCDEF 如超声心动图显示室间隔连续完整，此时应重点观察的内容为冠状动脉窦、房间隔、垂直静脉、肺静脉、上、下腔静脉、门静脉。虽然室间隔连续完整，但其他结构可能存在异常，因此需要重点观察其他结构的情况。

74. BCDEF 手术根治后，需要观察左心室的大小和功能是否正常，肺动脉高压是否得到改善，房间隔是否连续，以及手术吻合口处的情况。

75. B 胸膜是覆盖在胸腔内壁和肺表面的薄膜，由两层组成，分别是脏层胸膜和壁层胸膜。在此声像图中，增厚的结构指的是壁层胸膜。这可能是由于炎症或其他原因引起的。

76. D 根据提供的信息，可以推断箭头所示的结构是胸膜。胸膜是覆盖在肺部和胸壁之间的薄膜，它与肺组织和胸壁紧密相连，并且紧贴胸壁内侧。胸膜一般不随呼吸移动，其前方是胸壁肌层回声。此外，胸腔积液可以将壁层胸膜与肺组织分离开，并且胸膜在超声图像上呈低回声。"肺滑动征"是指在呼吸过程中，肺叶在胸膜的润滑下与胸壁之间产生的滑动现象。它是肺部正常的生理表现，并不能作为辨识胸膜的依据。

77. B 结核性胸膜炎是由结核杆菌引起的胸膜感染。病例中的咳嗽、胸闷、低热、乏力等症状与结核性胸膜炎相符。肋间超声声像图显示了胸膜增厚和胸膜粘连，这些都是结核性胸膜炎的典型表现。肺炎通常会引起肺实质的炎症，一般不会累及胸膜。胸膜神经纤维瘤是一种罕见的肿瘤，通常不是首先考虑的诊断。弥漫型胸膜间皮瘤是一种恶性肿瘤，通常需要进一步的检查来确诊，超声图像通常不足以明确诊断。胸膜转移瘤是原发癌症扩散到胸膜的结果，通常需要进一步的检查来确定原发癌症，超声图像通常不足以明确诊断。支气管肺癌通常导致肺实质的肿瘤，而不是累及胸膜。

78. DE 正常情况下，胸腔内有少量液体存在，但量很少，不会引起临床症状。病理性胸腔积液分为两种类型，一种是胸腔内液体的漏出，如胸腔脏层和壁层之间的破裂或胸膜炎症引起的渗出液；另一种是由于胸腔内血管通透性增加引起的漏出液。渗出液相对于漏出液来说，在临床上更为常见。存在胸腔积液时，膈面引起的镜面伪像会消失。这是因为积液的声阻抗与软组织相近，导致超声波通过积液时发

生较少的反射，因此，膈面的声波反射会减弱或消失，导致膈面引起的镜面伪像不再明显可见。当胸腔积液量增加时，会对肺的膨胀和心脏的舒展造成压迫，导致呼吸困难和心悸加重，同时由于压迫作用，可能会减轻或消失原本的胸痛。少量游离的胸腔积液，坐位最容易检出。坐位时，积液会向下移动，沿着胸腔底部的依附区域聚集，使得积液的位置相对固定。当进行超声检查时，可以通过探头在胸壁上的位置来定位积液的位置，从而更容易检测到积液的存在。

79. ACDE 根据患者的临床症状，提示可能存在胆道或肝脏相关的问题，因此需要重点检查胆囊、肝内外胆管和肝脏的结构和功能。此外，患者还有乏力、恶心、食欲下降的症状，可能与胰腺的问题有关，因此也需要重点检查胰腺的情况。结肠和膀胱与患者的症状关系不大，因此不需要特别注意检查。

80. B 根据患者的临床症状和超声检查结果，肝实质的回声均匀减低，肝内门静脉分支管壁回声增强，这些表现与肝细胞性黄疸的特征相符。

81. ABCDEF 肝细胞性黄疸是由于肝细胞的损伤或功能障碍导致胆红素代谢障碍而引起的黄疸。败血症、肝硬化、乙型病毒性肝炎、丙型病毒性肝炎、中毒性肝炎和钩端螺旋体病都可能导致肝细胞性黄疸的发生。

82. C ALT 明显升高，HBsAg（＋）和 HBe IgM（＋）阳性，均提示有急性肝炎发生。

83. E 超声检查显示肝实质回声增粗、增强，胆囊壁弥漫性增厚，胆囊充盈欠佳，胆囊腔内可见沉积性回声点，这些表现与慢性肝炎的特征相符。同时，HBsAg（＋）和 HBeAg（＋）以及 ALT 轻

度升高进一步支持慢性肝炎的可能性。

84. ABCEF 根据患者的症状和既往月经史，可能的原因包括附件扭转、阑尾炎、卵巢黄体血肿、生殖道畸形导致的梗阻性疾病以及子宫内膜异位症。这些情况都可以导致下腹痛和痛经的症状。

85. ABCDE 对于生育期女性的生殖器畸形，可以通过子宫输卵管造影、二维、三维彩超、MRI、宫腹腔镜联合探查以及盆腔双合诊检查来进行诊断。这些检查可以提供详细的生殖器结构信息，帮助确定是否存在生殖器畸形。

86. ABCE 右附件区有一无回声团，没有实性部分，而卵巢生殖细胞恶性肿瘤和子宫肌瘤大多有实性部分，其内有血流信号。

87. ABCD 可以导致青春期未婚女性子宫内膜异位症的畸形包括处女膜闭锁、阴道斜隔综合征、残角子宫有内膜型和Robert子宫。这些畸形可以导致子宫内膜在异常位置生长，引起子宫内膜异位症的症状。

88. ABCDE 宫底形态指的是子宫底部的形状，如双角子宫、残角子宫等。阴道的异常也可能与子宫先天性异常有关，如阴道斜隔综合征。宫颈的异常，如宫颈环形缩窄，也可能与子宫先天性异常相关。宫腔形态指的是子宫腔的形状，如双子宫、子宫纵隔等。肾脏的异常，如肾盂输尿管连接部位异常，也可能与子宫先天性异常有关。卵巢在判断子宫先天性异常时通常不是主要的考虑因素，因为卵巢与子宫的发育并不直接相关。

89. E 根据患者的症状和检查结果，最可能的诊断是化脓性腮腺炎。患者出现左侧头痛、耳部肿痛、轻度眩晕，加重伴口角歪斜、左眼闭合不全，这些症状与腮腺炎相关。超声检查显示左侧腮腺内可见两个低回声结节，大小分别为0.5cm×0.5cm和0.4cm×0.5cm，形态规则，后者回声欠均，这些结节可能是腮腺炎引起的化脓性病变。此外，左侧颈部可见多个肿大淋巴结，较大者1.0cm×0.9cm，髓质、门结构可见，这些淋巴结的肿大可能是腮腺炎引起的淋巴结反应性肿大。因此，最可能的诊断是化脓性腮腺炎。其他选项中，腮腺恶性肿瘤伴面神经麻痹、颈部淋巴结转移，腮腺结节病，腮腺结核和鳃裂囊肿合并感染继发面神经炎的症状和检查结果与题干不符合。腮腺内淋巴结肿大、左侧颈部淋巴结反应性肿大可能是化脓性腮腺炎的表现，但该选项没有涉及其他症状和检查结果。

90. ABCDEF 腮腺黏液表皮样癌是腮腺的一种恶性肿瘤，通常表现为腮腺肿块。流行性腮腺炎是由腮腺病毒引起的传染病，表现为腮腺肿大和疼痛。腮腺沃辛瘤是腮腺的一种良性肿瘤，通常表现为腮腺肿块。腮腺混合瘤是腮腺最常见的肿瘤，通常表现为腮腺肿块。腮腺良性上皮病是腮腺的一种良性病变，通常表现为腮腺肿块。以上疾病均需与本病应进行鉴别。

91. EF 化脓性腮腺炎是由细菌感染引起的，抗病毒治疗对于细菌感染无效，因此不是首选治疗方法。手术治疗一般不是化脓性腮腺炎的首选治疗方法，除非存在严重的并发症，如腺体脓肿等。营养神经治疗主要用于面瘫等神经功能障碍的康复治疗，对于化脓性腮腺炎的治疗没有直接作用。穿刺活检一般用于明确病变的性质和病因，对于化脓性腮腺炎的治疗并不是必须的。对症治疗包括局部热敷、保持口腔卫生、保持水分摄入等，可以缓解症状。糖皮质激素治疗可以减轻炎症反应，缓解症状。

92. DF 根据患者的病史（风湿性二尖瓣狭窄球囊扩张术后）以及临床表现（清晨起床后突然出现左下肢剧烈疼痛，不能站立行走），最可能发生下肢动脉栓塞。在心脏手术后，特别是二尖瓣狭窄球囊扩张术后，存在心脏内栓子形成的风险。这些栓子可以脱落并随血流到达其他部位，导致血管阻塞，引起剧烈疼痛和行走困难。

93. CDEF 风湿性二尖瓣狭窄球囊扩张术后存在一定的血栓形成和栓塞风险。急性动脉血栓栓塞还可以发生在腹腔干、肾动脉、肠系膜上动脉及上肢动脉等处。

94. A 超声在诊断四肢动脉疾病方面具有很高的特异性和敏感性，加之其具有无创性、可重复性等特点，已经成为四肢动脉疾病的首选检查方法。

95. BC X线检查对于诊断血管栓塞并不敏感，因此不是首选的检查方法。血管磁共振（MRA）可以提供详细的血管影像，评估血管栓塞的程度和范围，是一种常用的检查方法。数字减影血管造影（DSA）是一种直接观察血管内情况的方法，通过注入造影剂来显示血管的形态和血流情况，可以明确诊断血管栓塞的位置和程度。CT可以提供详细的血管影像，但对于栓塞的诊断并不敏感，因此在此情况下不是首选的检查方法。血液检查通常用于评估患者的炎症指标、凝血功能和血液生化参数等，对于股动脉栓塞并不能提供直接的诊断信息。增强CT是一种使用造影剂来增强血管影像的CT检查，可以提供详细的血管影像，但对于栓塞的诊断并不敏感，因此在此情况下不是首选的检查方法。

96. BC 对于风湿性二尖瓣狭窄术后并发的右股动脉栓塞，治疗的首选是介入性治疗和血管外科手术。这两种方法可以恢复或改善受栓塞的动脉的血液供应，以减轻或消除症状。溶栓治疗可以在一些情况下使用，但由于患者心功能良好，溶栓可能增加出血风险，因此不是最佳的方法。缓解治疗和观察随诊不是治疗栓塞的方法。栓塞静脉内注入凝血酶也不是常规的治疗方法。

97. ABCEF 腹主动脉明显增宽是腹主动脉瘤最常见的特征之一。腹主动脉内常见血栓回声是腹主动脉瘤的并发症之一，但并非所有腹主动脉瘤都会出现血栓。腹主动脉瘤分为真性动脉瘤、假性动脉瘤和夹层动脉瘤三种类型。真性动脉瘤是指动脉管壁病变、弹性减低、结构薄弱形成的局限性动脉异常扩张。腹主动脉瘤的扩张可以压迫腹部的静脉，导致双下肢浮肿。腹主动脉瘤的扩张还可以压迫胆总管，导致梗阻性黄疸。

98. C 超声作为腹主动脉瘤的首选检查方法，可以用于初步筛查和评估腹主动脉瘤的大小和位置。DSA、CT、MRI均可明确诊断腹主动脉瘤，并为治疗提供依据。

99. ABCEF 假性动脉瘤动脉旁显示无回声结构，呈类圆形或不规则形，腹主动脉壁回声通常呈现不均匀分布的情况，与主动脉壁不延续。动脉壁与瘤腔间存在异常通路即破裂口，可观察到破口处存在高速湍流。假性腹主动脉瘤并不会直接影响腹主动脉的正常搏动。在假性腹主动脉瘤的瘤腔内可以看到血栓回声，这是由于瘤腔内的血液淤积形成的。

100. C 超声检查是最常用的腹主动脉瘤的诊断方法。通过超声波的成像，可以测量腹主动脉的内径大小，通常认为当腹主动脉的内径大于3cm时即可诊断为腹主动脉瘤。

全真模拟试卷（二）答案解析

1. D 超声诊断常用的频率范围为 1 ~ 20MHz，只有选项 D 符合。

2. B 探头厚度方向上的声束宽度决定了超声波在横向上的空间分辨能力。声束宽度越小，意味着超声波能够更好地定位和分辨相邻物体。良好的聚焦性能可以使声束更加集中，提高横向分辨力。

3. B 混叠是多普勒频移的一种现象，当多普勒频移超过脉冲重复频率的一半时会发生混叠。为了避免混叠，脉冲重复频率至少应该是最高多普勒频移的 2 倍。

4. E 超声引导乳腺穿刺活检的并发症包括出血、血肿、气胸、肋间血管神经损伤和迷走反应等。最少见的并发症是感染。虽然穿刺活检过程可能引入细菌导致感染，但这种并发症相对较少见。在进行乳腺穿刺活检时，严格遵守无菌操作规范可以减少感染的风险。

5. B 甲状腺结节穿刺一般采用高频探头。高频探头可以提供更高的分辨率，可以更清晰地显示甲状腺结节的细节，有助于引导穿刺和评估结节性质。

6. A 血尿是肾脏穿刺后最常见的并发症之一。穿刺过程中可能会损伤肾脏血管或引起出血，导致血尿的发生。

7. B 心底是心脏的底部，它朝向右后上方，主要由左心房组成，右心房只占很小的部分。心底并不直接与大血管相连，它位于心脏的底部，位置相对固定。

8. A 二维超声是诊断肥厚型心肌病的主要方法，可以观察心脏结构和功能的变化，包括左心室壁厚度增加和左室流出道狭窄等。

9. C 剑下双房心切面可以显示心脏的右房和左房的结构，是观察房间隔缺损的最佳切面。

10. B 在二尖瓣狭窄的情况下，由于瓣口狭窄，左心房的血流在舒张期受限，形成了从左心房向左心室的射流。这个射流可以通过彩色多普勒血流显像来观察，表现为从左心房向左心室的血流信号。此外，在瓣口左心室侧，由于血流速度增快和湍流现象，还可以观察到血流汇聚区的彩色信号。

11. C 主动脉瓣瓣下隔膜性狭窄的改变常见为主动脉瓣下探及隔膜样回声，主动脉瓣下左室流出道探及五彩镶嵌高速血流，左心室壁普遍增厚，而主动脉瓣无明显增厚粘连。

12. A 扩张型心肌病的二维超声心动图可见全心扩大，以左心房、左心室扩大最为显著，左心室呈现球样改变，室间隔向右心室侧膨突，左心室后壁向后凹。左心室壁厚度相对变薄，室壁活动幅度普遍性降低，瓣膜开放幅度减低，运动幅度降低的二尖瓣与显著扩大的左心室呈"大心腔、小开口"改变。

13. E 镰状韧带是一块连接左右两个肝叶的薄膜，位于肝脏的上表面。它不在"H"形沟内，而是位于肝脏的上方。

14. B 肝脓肿是一种严重的感染性疾病，其超声表现为实质内以透声不好的囊性为主的病变，通常有明显的后方增强效应。其他选项中，膈肌运动受限、右侧膈下范围大小不等的积液暗区、右侧胸腔积液、肝局部增大、形态常不规则都是肝脓肿的可能表现，但不是必备条件。

15. B 股骨是最常用于评估妊娠龄的长骨，股骨测量适用于中晚期妊娠的妊娠龄评估，尤其是在妊娠晚期，较其他径线测量值更有意义。标准切面：声束与股骨长径垂直，从股骨外侧扫查，完全显示股骨长轴切面，且股骨两端呈平行的斜面。测量值：测量点应在股骨两端斜面的中点上。当胎头测量估测孕周不准时，取股骨测量值。必要时测量另一侧股骨作对比。测量时须测量股骨的骨化部分，不要包括骨骺和股骨头。要显示长骨真正的长轴切面，如果长骨两端的软骨部分都能看到，说明该测量平面是通过长轴切面的。

16. C 甲状腺腺瘤的超声特征通常表现为肿物边界光滑，有包膜，呈低回声。

17. B 乳腺癌中有三种癌超声显示有特征性：导管内乳头状癌、髓样癌、硬癌。

18. B 椎动脉由双侧锁骨下动脉发出。其他选项的叙述均是正确的。

19. C 腹主动脉壁间动脉瘤最典型的征象是内膜瓣。

20. E 在肠系膜上静脉附近常可发现部分胰头。

21. B 根据提供的超声心动图表现，肺动脉瓣增厚，开放呈圆顶状以及收缩期高速湍流，提示存在肺动脉瓣狭窄。

22. D 超声显示室间隔呈瘤样突向右室侧，回声中断，残端极不规则且回声不增强，并且室间隔运动消失。这些特征提示室间隔存在穿孔，导致右室与左室之间的通道形成。

23. C 干下型室间隔缺损是室间隔缺损的一种类型，它的特点是缺损位于室间隔的下部，靠近肺动脉瓣。因此，在超声检查中，可以通过胸骨左缘右心室流出道长轴切面观察到室间隔缺损位于肺动脉瓣下。

24. C 根据描述，患者的超声检查结果显示双乳内有数个大小不等的无回声团，边界光滑，后方回声增强。这些特征与乳腺囊肿相符合。乳腺囊肿是乳腺组织内的液体积聚形成的囊肿，通常是无痛的。在超声检查中，乳腺囊肿通常呈现为无回声或低回声区域，边界光滑，后方回声增强。乳腺炎、乳腺脓肿、乳腺增生和乳腺腺瘤通常在超声检查中呈现不同的特征，与描述不符。因此，最可能的诊断是乳腺囊肿。

25. B 卵巢黄素化囊肿是卵泡膜细胞在大量绒毛膜促性腺激素刺激下黄素化、分泌大量液体而形成的囊肿。可见于滋养细胞疾病，如葡萄胎、绒癌等。该患者葡萄胎术后，超声检查显示为囊性团块，边界清楚、包膜完整，有多个分隔，透声性较好，与卵巢黄素化囊肿的特征相符。

二、多选题

26. BE 超声的剂量与声功率和作用时间有关。声功率是指单位时间内超声波传输的能量，而作用时间是指超声波作用于组织或器官的时间长度。增加声功率或延长作用时间会导致超声的剂量增加。

27. BE 即使使用聚焦技术，远场区仍然存在散焦现象，但聚焦技术可以改善图像质量。聚焦技术可以使超声束在横向上变窄，从而提高图像的横向分辨力。聚焦技术并不能完全避免近场区声能分布不均的现象，但可以部分改善图像质量。聚焦技术使超声束在聚焦区域内变窄，但不会减少声束衰减。聚焦技术可以使超声束在侧向上变窄，从而提高图像的侧向分辨力。

28. CE 高通滤波器可以去除低速血流信号，使高速血流显示更清晰。此外，还可以去除组织低速运动信号，减少干扰，使血流显示更准确。

29. AC　活检针用于穿刺甲状腺结节获取组织样本进行活检。套管针用于引导和固定活检针，确保准确的穿刺位置。定位针、射频消融针和引流管并不适用于甲状腺结节活检。

30. AB　肝肾囊肿穿刺抽液硬化治疗的适应证：①直径＞5cm的单发或多发囊肿。②囊肿引起明显临床症状者，如肝、胰、脾囊肿出现上腹部不适、腹胀或腹痛；肾囊肿出现血尿或腰背酸痛；盆腔非赘生性囊肿出现痛经或月经紊乱。③压迫周围脏器引起继发性合并症。④囊肿合并感染。⑤有破裂危险或发生扭转的囊肿。

31. ADE　扩张型心肌病通常伴随着左心室扩大，并且在短轴切面上呈现球形。扩张型心肌病可以导致二尖瓣和三尖瓣的功能不全，超声图像中在收缩期可以观察到左、右心房内二、三尖瓣口的花色反流束。此外，还会导致心脏收缩功能的减低，包括左心室射血分数的降低。

32. ABDE　主动脉夹层可以导致主动脉的扩张，尤其是在夹层的部分。主动脉夹层形成了真腔和假腔，真腔是主动脉内膜和中膜之间的空间，假腔是主动脉中膜和外膜之间的空间。主动脉夹层可导致内膜的剥离和撕裂，超声可以显示剥脱的内膜片。主动脉夹层中的假腔内可以存在血栓，超声可以显示这些血栓的存在和位置。冠状窦瘤是主动脉夹层破裂进入冠状窦所致的并发症，不是主动脉夹层本身的超声表现。

33. ABC　胸膜是覆盖在胸腔内壁和肺表面的薄层组织，由脏胸膜和壁胸膜组成。脏胸膜紧贴肺表面，壁胸膜贴着胸腔内壁。肺韧带是由脏胸膜和壁胸膜在肺根部相互移行形成的结构，其作用是固定肺在胸腔内。胸膜腔是指脏胸膜和壁胸膜之间的空隙，它们之间通过胸膜腔液体来保持良好的滑动，减少摩擦。胸膜腔在正常情况下是左右各有一个，互不相通。在正常情况下，胸膜腔内的压力是负压，以保持肺组织的展开和呼吸运动的顺利进行。胸膜腔内通常含有少量液体，称为胸腔积液。

34. ABC　脓胸、血胸、浆液性胸腔积液均属于渗出性胸腔积液，而肝硬化及心力衰竭所致的胸腔积液均属于漏出性胸腔积液。

35. ACDE　游离胸腔积液是指较小量的胸腔积液，通常积聚于胸腔的最底部。对于游离胸腔积液的超声检查，通常需要患者取坐位，这样能够使积液更好地聚集在胸腔底部，方便观察和评估。患者取坐位，从肩胛线或腋后线肋间扫查。仰卧位通常不利于游离胸腔积液的观察和评估，因为积液会分散而不易被发现。探头与床面垂直扫查也不利于观察胸腔底部的积液情况。

36. BCDE　肝门是指肝脏的门脉入口和出口，是肝脏的重要解剖结构。三支肝静脉汇入下腔静脉处为肝静脉入口，不属于肝门的范畴。肝门主要包括第一肝门和第二肝门。第一肝门内有肝固有动脉、门静脉、肝管，肝管在前、肝固有动脉居中、门静脉在后。第二肝门在第一肝门上方约5cm处。横沟为第一肝门所在。

37. BCDE　肝囊肿是一种常见的肝脏良性病变，通常表现为类圆形的无回声区，内部透声良好的无回声，囊壁菲薄、光滑、整齐。在超声检查中，常伴有侧方声影，肝囊肿后方常有增强效应，即后方回声增强，与囊肿内部回声相比较明显。

38. ABCE　肝血管瘤可以呈现不同的形状，包括圆球状、椭圆形或不规则形。肝血管瘤的超声表现多样，可以呈现为高回声、低回声、混合回声或无回声。较小的肝血管瘤常常呈现为高回声，并且有时可以观察到"浮雕状改变"，即在肝脏表面形成凸起的高回声结节。血管瘤体内血流速度较低，彩色多普勒的血流信号显示率低于30%。阳性病例的彩色多普勒血流也仅见于边缘部。当肝血管瘤较大时，可能对周围组织产生压迫，导致器官或血管的变形。

39. ABCD 胆总管分为四段，第一段称为十二指肠上段，第二段称为十二指肠后段，第三段称为胰腺段，第四段称为十二指肠壁段。

40. ABDE 子宫动脉常是髂内动脉前干的第一个分支。在宫体与宫颈交界水平两侧可显示其血流。正常情况下，双侧子宫动脉血流频谱形态及流速应该是对称的。子宫动脉的频谱通常呈尖峰状，单相，上升速度较快，下降速度稍慢。子宫动脉的阻力指数在月经周期中会发生规律性的变化，通常在排卵期较低，在其他周期较高。

41. ABCDE 子宫内膜息肉在声像图上通常呈现为宫腔内单发或多发的局限性中高回声。子宫内膜息肉的蒂部通常具有完整的内膜基底层，并与肌层之间有清晰的分界。在彩色多普勒图像中，多数子宫内膜息肉的蒂部可以显示点状或短条状的血流信号。子宫内膜息肉的存在可以导致内膜基底线的变形或中断。绝经后的女性患者更容易出现子宫内膜息肉的囊性变，即息肉内部形成囊肿。

42. ABCDE 卵巢瘤样病变是卵巢的常见疾病，包括滤泡囊肿、卵巢过度刺激综合征、黄素化囊肿、卵巢子宫内膜异位囊肿、多囊卵巢综合征等。

43. ABCD 在胎儿动脉导管提前收缩的情况下，动脉导管的局部内径会变窄，并且可能呈现出"沙漏"样的改变。胎儿动脉导管提前收缩可能会导致胎儿期的血液逆流至右心房，进而引起三尖瓣反流。由于动脉导管的提前收缩，血液无法正常通过导管进入肺动脉，导致右心负荷增加，进而引起右心增大和肺动脉扩张。在胎儿动脉导管提前收缩的情况下，由于血液受到阻碍而加速通过导管，导致收缩期峰值流速增加，舒张期流速增加，搏动指数降低。

44. BCDE 羊膜带综合征的声像图表现：肢体缺如处可见不规则带状回声附着，带状回声漂浮于羊水中，并常伴有颜面裂、脊柱异常、腹壁缺损等多发畸形及羊水过少，由于羊膜带的存在，胎儿的活动可能受到限制。

45. DE 甲状腺腺瘤常为单发。结节性甲状腺肿通常表现为甲状腺内多个结节。结节性甲状腺肿可能在结节中合并有腺瘤或腺瘤样变。结节性甲状腺肿常为多发结节，但也可为单发。

46. ACDE 后方回声增强是指乳腺病变或结构在超声图像中的背面出现更强的回声信号。通常，囊肿、扩张的导管、纤维腺瘤以及脓肿都可伴有后方回声增强。而脂肪小叶在超声图像中通常呈现为低回声结构，不伴有后方回声增强。

47. ABDE 动脉内径由近及远逐渐变细是正常四肢动脉的特点，因为动脉血流从心脏向四肢供应，随着分支的增多，动脉内径逐渐变细。彩色多普勒超声（CDFI）可以显示血流的方向和速度，正常四肢动脉的血流应该充盈完全，即彩色血流信号在动脉内充满。正常四肢动脉的频谱为高阻力型，呈三相波群，即收缩期快速上升的正向波、舒张早期少量的反向波和舒张晚期低速的正向波。正常的四肢动脉壁由内向外呈现强回声、弱回声、强回声的三层结构。正常情况下，动脉与同名静脉是伴行的，即动脉和静脉的走行路径是相似的。

48. ABCD 真性动脉瘤管壁连续性好，只是管壁的局部呈囊状或梭形局限性扩张，其两端与正常腹主动脉腔连通，选项 A、C 正确。假性动脉瘤动脉管壁全层破裂、连续性中断，断裂处与腹主动脉旁血肿低回声相连通，选项 B 正确。当腹主动脉瘤内有血栓形成时，会导致瘤壁增厚，选项 D 正确。较小的腹主动脉瘤的彩色血流与腹主动脉彩色血流一致；较大的腹主动脉瘤内的彩色血流色彩杂乱，或呈涡流状；横切面的动脉瘤处彩色血流多呈红蓝相间或多彩色镶嵌状，选项 E 错误。

三、共用题干单选题

49. B "彗星尾征"是超声图像中的一种伪像，它通常出现在液体与固体或气体之间的界面上。当超声波在液体中遇到固体或气体界面时，会发生多次反射和散射，导致在界面后方出现一个尾状伪像，形状类似彗星的尾巴。这种伪像被称为"彗星尾征"，也是多次内部混响伪像的一种表现。

50. D 在胆囊声像图中，如果在强回声团后方出现黑色的声影，这是由于超声波在强回声结构后方的组织中衰减和散射，导致声波无法通过，形成了声影。这种声影是伪像，不代表真实的解剖结构。

51. C 患者在肝脓肿穿刺置管引流治疗后突发高热、寒战和穿刺部位疼痛，这是脓毒血症的典型表现。脓毒血症是指肝脓肿引起的感染扩散至血液中，导致全身炎症反应和感染症状。

52. C 脓腔抗生素灌洗是在脓腔内进行抗生素冲洗，而在此情况下患者应该进行静脉抗感染治疗。脓毒血症需要及时的静脉抗生素治疗来控制感染，而脓腔抗生素灌洗无法有效控制血液中的感染。超声检查排除内出血、物理降温对症治疗和开放引流是合理的处理措施，可以帮助评估和处理可能的并发症。

53. B 风心病是由于链球菌感染引起的免疫反应导致心脏瓣膜的损害，其中二尖瓣狭窄是最常见的瓣膜病变之一。患者的临床症状和超声检查结果都与二尖瓣狭窄相一致，包括左心房扩大、二尖瓣增厚和粘连，以及 M 型超声显示二尖瓣前后叶同向运动，呈城墙样改变。

54. C 如果同时主动脉瓣口探及高速射流，流速为 4.0m/s，应诊断为风心病、联合瓣膜病。风心病常涉及多个心脏瓣膜，包括二尖瓣和主动脉瓣。高速射流在主动脉瓣口的存在提示主动脉瓣狭窄。

55. C 心房颤动会导致心房收缩不规则，从而使得二尖瓣E－E间距不等。

56. A 暴风雪征是指在超声检查中观察到左心房内有多个小的、移动的、低回声的物体，类似于暴风雪中的飞雪。这是左心房内血栓形成的征象。

57. A 根据超声心动图结果，左心房内探及一隔膜样回声，将左心房分为两部分，隔膜在左心房中部横跨左心房腔，舒张早期移向二尖瓣，收缩期背离二尖瓣，在左心房内异常隔膜开口处可见花彩血流。这是左心房三房心的典型超声心动图表现。而且，患儿还有出生后呼吸急促、轻度发绀和体重不增的病史，进一步支持这一临床诊断。

58. E 对于左心房三房心的诊断，常用的超声心动图切面有心尖四腔心切面、剑突下四腔心切面、胸骨旁左心室长轴切面和左心室二腔心切面。胸骨上窝主动脉弓长轴切面对于这一病症的诊断帮助相对较小。

59. B 二尖瓣瓣上隔膜是一种较为罕见的先天性心脏病，与左心房三房心的超声心动图表现相似，应注意鉴别。

60. D 患者超声检查结果显示肝内范围约 72mm × 54mm 的不均质低回声，周边可见明显钙化，后方声衰减明显，如"帘状"，结合患者来自牧区的情况，最可能诊断为肝泡型棘球蚴病肿块钙化型。肝泡型棘球蚴病是由于囊虫幼虫寄生在肝脏内形成的囊肿，囊肿内可发生钙化。肝血管瘤一般不会伴有钙化。转移性肝癌的超声表现通常是固定、不均质的低回声，但不一定伴有钙化。肝细胞癌的超声表现通常是不规则的低回声，但不一定伴有钙化。肝结核的超声表现通常是多发的低回声结节，但不一定伴有钙化。

61. D 肝泡型棘球蚴病的超声分型通常包括实性结节型、实性肿块型、肿块钙化型和坏死液化型。单纯囊肿型不是肝泡型棘球蚴病的超声分型。

62. D 根据患者的病史和临床表现，特别是甲状腺右侧叶结节明显增大、质硬、内有砂粒样钙化点以及同侧颈部淋巴结肿大，最可能的诊断是结节癌变。结节性甲状腺肿是指甲状腺出现多个结节，其中有些结节可能会发生恶变成为甲状腺癌。

63. D 超声检查甲状腺的最佳探头频率一般在 7.5MHz 左右。这是因为甲状腺位于颈部浅表，而且其大小通常较小，因此需要高频率的超声波来获得更高的分辨率和清晰度。低频率的超声波无法很好地穿透浅表组织，而高频率的超声波可以更好地穿透并显示甲状腺的细节结构。

64. A 结节癌变通常是恶性肿瘤，由于肿瘤的快速生长和血供增加，血流量会增加，因此在彩色多普勒血流图上呈现为血流丰富的表现。此外，阻力指数（RI）是通过多普勒血流图来评估血管阻力的指标，通常结节癌变的 RI 值会降低，即小于 0.4，表明血流速度快，阻力低。

65. D 亚急性甲状腺炎是一种甲状腺炎症，常表现为甲状腺肿大、疼痛以及与颈前肌界限不清。这是因为亚急性甲状腺

炎引起的甲状腺炎症导致甲状腺周围的组织炎症反应，使得甲状腺与周围颈前肌的界限变得模糊。其他选项中，甲状腺腺瘤、结节性甲状腺肿、单纯性甲状腺肿以及甲状腺脓肿一般不会导致甲状腺与颈前肌界限不清的超声表现。

四、案例分析题

66. ABCE 主动脉瓣脱垂的直接表现是主动脉瓣舒张期脱入左室流出道内，导致主动脉瓣对合不严。左室流出道在舒张期充满红色花彩血流束，表示血液逆流入左心室。由于左室容量负荷增加，左室壁的收缩会代偿性增强，而左房和左室会扩大。

67. ABDE 在主动脉瓣脱垂的情况下，瓣叶对合错位，导致主动脉瓣对合不严。在 M 型超声上，主动脉瓣关闭线会呈偏心，这是主动脉瓣脱垂的典型表现之一。此外，脱垂的主动脉瓣叶在收缩期会呈现连枷样运动，即向前突出，舒张期则向后回缩。由于主动脉瓣脱垂导致舒张期主动脉瓣反流束的冲击，可能会引起二尖瓣前叶的扑动波，这是因为血液逆流入左心室，使二尖瓣前叶在舒张期出现扑动波。

68. ABCDEF 主动脉瓣脱垂的病因包括先天性和后天性因素。先天性病变包括高位室间隔缺损，这是一种心脏先天畸形，主要特征是室间隔缺损位于主动脉瓣下部，导致主动脉瓣脱垂；此外，主动脉瓣二瓣化畸形也可以导致主动脉瓣脱垂。后天性病变中，外伤、感染，某些结缔组织疾病如马方综合征、类风湿关节炎等，也会导致心脏瓣膜的结构和功能异常，从而增加主动脉瓣脱垂的发生风险。

69. AC 根据患儿的临床表现和体征，包括发育较差、心前区可闻及连续性杂音、心界扩大、第二心音增强以及白细胞计数升高等，最可能的诊断是先天性心脏病合并感染。

70. AE 超声心动图是评估先天性心脏病的重要方法，可以显示心脏结构和功能异常。血培养可以检测感染性心内膜炎病原菌。

71. ABCD 主动脉肺动脉间隔缺损是一种先天性心脏病，常伴有感染性心内膜炎。超声心动图可以显示左心扩大、肺动脉内赘生物形成、二尖瓣轻度关闭不全和肺动脉增宽等特征。

72. ABEF 超声是乳腺肿块最常用的初步筛查方法，可以观察肿块的形态、大小、边界、内部回声等特征，对于乳腺肿块的性质有一定的判断价值。乳腺钼靶X线是一种辅助诊断乳腺疾病的方法，可以观察乳腺组织的密度、结构、钙化等情况，对于乳腺肿块的性质有一定的判断价值。穿刺活检是最终确诊乳腺肿块性质的金标准。红外线扫描是一种无创、无辐射的乳腺检查方法，可以观察乳腺组织的温度分布情况，对于乳腺肿块的性质有一定的判断价值。MRI和CT是高级影像学检查方法，可以提供更为详细的乳腺肿块的形态、大小、边界、内部结构等信息，对于乳腺肿块的性质有较准确的判断价值。

73. AB 根据超声检查结果，结合临床表现，可能的诊断有乳腺癌和肉芽肿性乳腺炎。乳腺癌通常呈低回声结节，边界不清，形态欠规则，内部可见点条状血流。肉芽肿性乳腺炎多表现为乳房内出现边界不清、密度不均的不规则肿块，肿物边缘处可见血流信号，呈低速低阻型频谱。

74. ABDEF 对于拟进行穿刺检查的结节，不适合的情况包括：穿刺部位皮肤感染、血小板较低、凝血功能异常和有严重的全身性感染。这些情况可能增加穿刺操作的风险，如引起出血或感染。此外，如果结节旁可见穿支动脉，也不适合进行穿刺检查，以免引起出血。

75. A 根据超声检查的表现，肝右叶胆囊旁见一8cm×9cm的囊性包块，边界清楚，有呈高回声的厚壁，内为无回声，囊液中有细小的点状回声，呈"飘雪征"，最可能的诊断是肝棘球蚴病。肝棘球蚴病是由牛棘球蚴寄生于人体肝脏引起的寄生虫病，表现为囊性包块，囊液中有细小的点状回声，即所谓的"飘雪征"。

76. B 如果此囊性包块表现为"囊中囊"，最可能的诊断是多囊型肝棘球蚴病。多囊型肝棘球蚴病是肝棘球蚴病的一种表现形式，囊性包块内可以出现具有囊性结构的小包块，即所谓的"囊中囊"。

77. E 水上百合花征是肝棘球蚴病变性、坏死及退化时，分离的内囊破裂塌陷于囊液中的表现。

78. C 该病病程较长，常见的并发症有血行转移、破裂、合并感染、术后原位复发、合并高热等。感染性休克不是该疾病的常见并发症。感染性休克是一种严重的感染引起的循环障碍和多器官功能衰竭的病情。在肝棘球蚴病的并发症中，感染性休克并不常见。

79. AB 右上腹痛和压痛可能与肝脏或胆囊的疾病有关，因此在腹部超声检查中应特别注意检查肝脏和胆囊的结构和功能。

80. ABCD 根据超声检查结果，右肝斜径143mm，右前叶上段近膈肌有43mm×46mm的低回声占位，边界模糊，内部回声欠均匀，局部膈肌显示不清，其余肝实质回声稍增强，提示肝脓肿或肝癌的可能性。肝脓肿初期，病灶部位的肝实质发生急性炎症反应，声像图显示为低回声不均匀区，占位局部膈肌显示不清，说明该占位与膈肌有粘连，所以不能排除肝癌的可能性。胆囊壁模糊，腔内可见4mm强光团，提示胆囊炎或胆囊结石的可能性。

81. F 该患者的症状为右上腹痛和压痛，体温升高，实验室检查显示白细胞计数降低，血糖升高。超声检查显示肝内低回声不规则液性腔。根据这些表现，最可能的疾病是肝脓肿。肝囊肿合并感染时常见压痛和发热，但超声检查通常显示囊肿内有液体而不是不规则液性腔。肝内血肿感染较为罕见，而且血肿一般不会表现为不规则液性腔。肝恶性肿瘤液化坏死较为罕见，而且通常不会出现体温升高和白细胞计数降低的情况。转移性肝癌中心液化坏死也较为罕见，而且通常不会出现体温升高和白细胞计数降低的情况。肝棘球蚴囊肿感染时常见右上腹痛和发热，但超声检查通常显示囊肿内有液体而不是不规则液性腔。

82. ABC 肝脓肿在急性炎症阶段，声像图可能会随着时间发生改变，与肝恶性肿瘤合并液化的情况相比，肝脓肿的声像图变化更为明显。在肝恶性肿瘤合并液化的情况下，增厚的壁可能呈不规则，并且有结节样突起。肝脓肿的后方回声增强可能较明显，而肝恶性肿瘤合并液化的后方回声增强可能不如前者明显。肝恶性肿瘤合并液化通常不会出现分隔，实性部分常呈低回声或不均匀的回声。

83. ABCD 肝脓肿的治疗首先应该使用抗生素进行抗炎治疗。抗生素应根据革兰阳性和阴性细菌的常见病原体进行选择。常用的抗生素包括青霉素类、喹诺酮类、头孢菌素类等。对于较大的肝脓肿或抗生素治疗无效的情况，可能需要进行手术开窗引流。手术开窗可以清除脓液，并提供引流通道。患者血糖升高，应进行降血糖治疗。对于较小的肝脓肿，可以尝试超声引导下置管引流，这种方法可以通过导管将脓液引流出来。放疗、化疗主要用于肝恶性肿瘤的治疗，不适用于肝脓肿的治疗。

84. AB 肝癌常伴随着门静脉侵犯和肝门区淋巴结转移。因此，超声检查应重点关注门静脉和肝门区淋巴结是否受累。

85. E 门静脉癌栓是肝癌常见的并发症之一，它是指肝癌细胞侵入门静脉并形成血栓。超声检查时，如果发现门静脉管壁模糊不规则，内部有团块充填并可见血流信号，则可以怀疑为门静脉癌栓。

86. ABC 肝癌的分型主要根据肿瘤的形态特征进行分类。结节型肝癌是最常见的一种类型，肿瘤呈结节状。巨块型肝癌是指肿瘤呈大块状。弥漫型肝癌是指肿瘤广泛分布于肝脏的多个区域。

87. CD 门静脉高压是肝硬化等疾病的常见并发症之一，它会导致门静脉侧支循环形成和脾脏充血。在超声检查时，除了观察门静脉外，还需要观察脾静脉和肠系膜上静脉的情况，以了解门静脉高压的程度和脾脏充血的情况。

88. ABCD 选项A、B、C、D是胆囊发育异常的类型。胆囊息肉是胆囊黏膜上的良性肿瘤，不属于胆囊发育异常的范畴。胆囊肿大可由胆囊结石、胆囊炎或其他疾病引起，不属于胆囊发育异常的范畴。

89. ABD 超声、磁共振、胆道造影可以评估胆囊的结构和功能，帮助诊断胆囊发育异常。X线不能直接显示胆囊的结构，不是首选的影像学检查方法。胃镜用于检查食管、胃和十二指肠的病变，与胆囊发育异常无直接关系。核医学常用于评估器官的功能，不是首选的影像学检查方法。

90. BCD 当胆囊缺如合并胆道闭锁时，因肝脏不能有效代谢胆红素，导致黄疸形成。胆汁不能进入肠道，一部分排出体外，尿液颜色变为豆油色。胆汁不能排入肠管导致陶土样大便。粉红色泡沫样痰多由于心脏或肺部问题引起，与胆囊缺如和胆道闭锁无直接关系。胆囊缺如和胆道闭锁不一定导致呕吐，多与病情的严重程度和其他并发症有关。柏油样便通常是胃肠道出血的表现，与胆囊缺如和胆道闭锁无直接关系。

91. ABC 血常规和凝血功能可以评估患者的血液情况，超声可以帮助确定胎儿和胎盘的情况。

92. CF 超声显示胎儿明显小于孕周，胎心率低，胎盘位于子宫左前壁，胎盘内部回声紊乱，内部未发现明显彩色血流。提示胎盘早剥可能导致胎儿窘迫。

93. C 根据患者的病情，合并重度子痫前期和妊娠期糖尿病，以及胎儿窘迫和胎盘早剥的情况，即刻剖宫产是最适合的处理方法，以保护患者和胎儿的安全。

94. A 根据超声检查结果，甲状腺左叶上、下极后方可见大小均为 0.5cm × 0.3cm 的中等回声，边界清晰，形态规则，内部回声均匀。这种声像图表现可能为正常的甲状旁腺组织。甲状旁腺增生、甲状腺旁肿大淋巴结、甲状旁腺腺瘤、甲状旁腺损伤和甲状腺实性结节的声像图表现通常不符合描述中的特点。

95. B 甲状旁腺的大小和形态会有一定的个体差异，但一般来说，其平均大小约为 5mm × 3mm × 1mm。甲状旁腺在超声图像上呈现为边界清晰、形态规则的结构，回声与甲状腺相近或略低，周围一般不会有致密光带。正常甲状旁腺的回声并不强，因此不容易被直接发现。CDFI 通常不用于评估甲状旁腺的内部血供。此外，甲状旁腺多数位于甲状腺的背侧。

96. E 一般使用具有高频线阵探头（7.5~12MHz）的彩色多普勒超声仪对甲状腺和甲状旁腺进行探测。

97. ABCD 引起超声出现甲状旁腺假阳性的原因包括胸腺突入颈部、毗邻淋巴结、食管回声和位于后缘的甲状腺结节。

这些结构的回声特点与甲状旁腺相似，可能会干扰对甲状旁腺的准确评估。气管回声和主动脉弓回声与甲状旁腺的回声特点不相似，不会导致甲状旁腺假阳性。

98. D 该患者左侧上肢的血压明显降低，左侧桡动脉搏动减弱，结合左上肢发凉和酸痛等症状，最可能的诊断是锁骨下动脉盗血综合征。锁骨下动脉盗血综合征是由于锁骨下动脉或无名动脉近端狭窄或闭塞，出现同侧椎动脉压力下降，血液反流，灌注患侧上肢，引起脑及上肢缺血的一组临床综合征。

99. ABCDE 锁骨下动脉盗血综合征是指锁骨下动脉和椎动脉之间存在异常的血流通路，导致血液从颈动脉系统流向椎动脉系统，引起脑供血不足的症状。多发性大动脉炎是一种自身免疫性疾病，会引起多个动脉的炎症和狭窄，其中包括锁骨下动脉。某些先天性动脉畸形，如动脉发育不良或者动脉错位，可能导致锁骨下动脉盗血综合征。动脉粥样硬化是一种动脉壁的慢性炎症和斑块形成，如果发生在锁骨下动脉，可能导致盗血综合征。锁骨下动脉发育不全可以导致动脉狭窄或闭塞，从而引起盗血综合征。锁骨下动脉受到外部因素的压迫，如肿瘤、淋巴结肿大等，会导致锁骨下动脉盗血综合征。动静脉瘘是指动脉和静脉之间存在异常的交通通路，并不涉及锁骨下动脉和椎动脉之间的异常血流通路。

100. ABCDE 锁骨下动脉狭窄会使血流通过狭窄处时发生紊乱，流速增高。由于锁骨下动脉狭窄，远端的血流阻力会降低，呈现低阻改变。束臂试验是一种通过压迫患侧锁骨下动脉来检测锁骨下动脉盗血综合征的方法，该试验可以增加阳性检出率。由于锁骨下动脉狭窄或闭塞，椎动脉成为主要的脑血供来源，患侧椎动脉会出现反向血流频谱。

全真模拟试卷（三）答案解析

一、单选题

1. B 连续波多普勒是一种特殊的超声技术，它通过连续发射和接收超声波信号，可以测量高速血流和检测血流动力学参数。

2. B 自然组织谐波是指在超声波作用下，组织产生的非线性振动，产生的谐波信号具有特定的频率和振幅。这些谐波信号可以增加界面分辨力、清晰度及信噪比，从而提高图像质量。

3. A 超声波束的强度通常使用的单位为瓦特/平方厘米（W/cm^2）。强度表示单位面积上的能量传递，它与超声波的功率和波束面积有关。

4. E 颈动脉是甲状腺区域的主要血管之一，如果在穿刺活检过程中损伤到颈动脉，可能导致严重的出血和血管破裂，甚至危及患者的生命。

5. E 三维超声表面成像能更准确地了解器官或病变的形状、轮廓，并补充二维成像不易显示的病变，适用于膀胱、胆囊、子宫、胎儿等含液性的空腔和被液体环绕的结构，重建的三维超声图像清晰直观，立体感强。

6. B 造影二次谐波成像是一种利用超声波在微气泡内部发生非线性效应的成像技术。在二次谐波成像中，微气泡受到超声波的作用时，会产生二次谐波信号，即频率为原始超声波频率的两倍。这种非线性效应使得二次谐波信号在背景组织噪声中更容易被检测和区分，从而提高了图像的对比度和清晰度。

7. B 能量多普勒是一种通过测量血流的能量来评估血流情况的多普勒技术。相比于传统的多普勒技术，能量多普勒具有显示微弱多普勒信号的优点。它可以提高对血流的敏感度，能够检测到血流速度较慢或者较弱的情况。

8. C 心包肿瘤可以在超声图像上呈现不同的表现形式，包括囊性、实质性和混合性。然而，最特异的超声表现是心包脏层或壁层可见不规则的团块状回声。这种表现通常反映了心包肿瘤的实质性成分。

9. A 升主动脉是从心脏发出的一段主动脉，其分支包括左、右冠状动脉和其他动脉，供应心脏和其他器官。左冠状动脉分支供应左心室前壁、前间隔和左心室侧壁，右冠状动脉分支供应右心室侧壁和部分左心室后壁。

10. A 急性前间壁心肌梗死是指因冠状动脉供血不足导致的心肌组织损伤和坏死。前间壁区域位于心脏前侧的左心室壁，主要由左冠状动脉的前降支供血。因此，当左冠状动脉前降支发生阻塞或栓塞时，会引起急性前间壁心肌梗死。

11. D 冠心病是一种由冠状动脉供血不足引起的心脏疾病。虽然超声心动图、心电图运动试验、心肌核素显像和心脏磁共振成像等检查方法可以提供冠心病的诊断线索，但冠状动脉造影是目前诊断冠心病的金标准。

12. D 动脉导管未闭是指肺动脉与主动脉之间的动脉导管在出生后没有闭合。在超声检查中，可以通过观察降主动脉与肺动脉之间的血流情况来判断是否存在动脉导管未闭。正常情况下，降主动脉与肺动脉之间没有分流血流，但在动脉导管未闭的情况下，会出现从降主动脉向肺动脉的双期分流血流，且舒张期血流明显。

13. C 卵巢肿瘤按照组织类型可以分为卵巢性索间质肿瘤、卵巢转移性肿瘤、卵巢上皮性肿瘤、卵巢生殖细胞肿瘤和卵巢瘤样病变。卵巢皮样囊肿是一种由生殖细胞发展而来的卵巢肿瘤，因此属于卵巢生殖细胞肿瘤。

14. C 胸壁转移癌常见的来源包括乳腺、肾、甲状腺和肺。这些器官的癌症可以向胸壁转移，导致胸壁转移癌的发生。肝不是胸壁转移癌的常见来源。肝癌通常会向肺和胸膜转移，而不是直接向胸壁转移。

15. E 肝淤血时，彩色多普勒的特点包括下腔静脉血流颜色变暗、下腔静脉内可见血流自发显影、肝静脉血流增宽和下腔静脉血流增宽。肝静脉血流速度增快不是肝淤血时的彩色多普勒特点。

16. B 脑膜脑膨出是一种较为罕见的胎儿神经系统畸形。脑膜脑膨出是指脑膜从颅骨缺损处突出，形成脑膜囊，常见于枕部，也可发生于其他颅骨缺损处。超声检查可以显示颅骨缺损处可见不均质实性低回声，缺损处的颅骨高回声带可能会有连续性中断。此外，脑膜脑膨出还可合并有脊柱裂。

17. D 甲状腺癌的首选检查方法是超声。超声可以帮助确定甲状腺结节的性质、大小、形态等特征，对于甲状腺癌的早期诊断和评估有很高的准确性。X线、CT和MRI在甲状腺癌的诊断中并不是首选的检查方法，触诊只能检测到较大的甲状腺肿块，对于早期甲状腺癌的诊断有限。

18. A 在进行腹正中横切检查肾静脉时，患者需取仰卧位，首先在剑突下横切显示腹主动脉短轴图像，然后将探头向下滑行，直至显示肠系膜上动脉起始部，大约在肠系膜上动脉开口下 1.2cm 处，在肠系膜上动脉后方和腹主动脉前方可显示左肾静脉。

19. C 患者的二维超声显示左室增大，表明左室存在负荷过重的情况。二维及 CDFI 于心底大血管短轴切面显示舒张期主动脉瓣关闭时对合处缝隙，这可能是主动脉瓣反流的表现。CDFI 超声显示左室流出道内舒张期彩色镶嵌异常血流束，射流宽度/左室流出道宽度达 30%，这进一步支持了主动脉瓣反流的诊断。主动脉瓣反流的程度可以根据射流宽度和左室流出道宽度的比值进行评估，30% 表明中度的主动脉瓣反流。

20. B 根据患者胸闷的表现和超声心动图检查结果，显示节段性室壁运动异常，最可能的诊断是心肌梗死。

21. B 根据叙述，房间隔连续性中断约 28mm，左心房未探测到肺静脉开口，肺静脉总干直接开口于右心房。这些表现与心内型肺静脉异位引流相符合。

22. E 大动脉转位（TGA）是一种复杂的发绀型先天性心血管畸形，主要表现为主动脉和肺动脉的起源异常，即主动脉起源于右心室，肺动脉起源于左心室。

23. A 患者目前孕 13 周，超声可发现的异常包括胎儿一侧下肢缺失、脐膨出、NT 增厚和无脑儿。

24. E 根据患者的症状和超声检查结果，可能诊断为淋巴瘤。淋巴瘤是一种恶性肿瘤，是起源于淋巴系统的恶性克隆增生。它可以导致淋巴结明显肿大，形态不规则，回声改变，淋巴门移位或消失。CDFI 检查可以显示淋巴门部血管异常扩张和分布异常。

25. A 患者的症状和超声检查结果提示可能是左腘静脉瓣反流。双小腿内侧皮肤硬结、褐色色素沉着以及按压小腿可见凹陷性水肿，都是静脉瓣功能不全而引起的典型表现。频谱多普勒超声检查提示挤压小腿后可见反向频谱曲线，也支持静脉瓣反流的诊断。

二、多选题

26. ABCDE 动脉血流由于心脏的脉搏性泵血作用，血流速度和方向会有明显的变化，因此在彩色多普勒图像中动脉血流信号常呈现闪动的特点。在舒张期，动脉血流速度较低，甚至可能没有血流信号显示。静脉血流速度较慢，通常在彩色多普勒图像中呈现持续出现的信号。在心脏收缩期，动脉血流速度最快，因此在彩色多普勒图像中动脉血流信号强度最高。呼吸运动可影响静脉回流速度，导致静脉血流速度的变化。

27. AE 超声仪应该远离高频电场和磁场，因为这些电场和磁场可能会对超声信号的质量产生干扰。频繁停电可能会对超声仪器的正常工作产生影响，甚至可能导致数据丢失或设备损坏。主机和监视器都应避免阳光直射，因为阳光直射可能会对设备的性能和显示效果产生影响。超声仪器应该放置于适宜的温度范围内，过高的温度可能会对设备的正常工作产生影响。搬运整机时应该注意防震，以避免对设备内部的部件和结构造成损坏。

28. ABD 三维超声可以提供病变的真实三维形状信息，相比于二维超声的平面图像，可以更全面地了解病变的形态和扩展情况。三维超声可以通过旋转和倾斜探头，从多个角度观察被检测部位，从而获得不同的视角和更全面的信息。与二维超声相比，三维超声在图像清晰度方面并没有明显的优势或劣势，主要取决于具体的设备和技术水平。三维超声可以通过显示多个平面和角度的图像，更清晰地展示

不同结构之间的邻接关系，有助于准确定位和分析。相比于二维超声，三维超声在检查时间上并没有明显的优势，甚至可能需要更长的时间进行数据采集和图像处理。

29. ABCE 在超声造影中，常用的气体包括空气、二氧化碳气体和氧气。这些气体都具有良好的超声回声特性，可以产生明显的回声信号，用于增强超声图像的对比度。纯氮气体在体内注入后，无法产生足够的回声信号以供成像，因此不能用于超声造影。氟碳气体在超声造影中并不常用，但其具有一定的回声特性，可以用于特定的检查。

30. ABC 心包窦包括心包横窦、心包斜窦和心包前下窦。心包横窦是心包腔内的一个凹陷，位于心脏后方，横跨在大血管的后面。心包斜窦是心包腔内的一个凹陷，位于心脏后下方，与心脏的后下部相接。心包前下窦是心包腔内的一个凹陷，位于心脏前下方，与心脏的前下部相接。

31. ACDE 二尖瓣位于左心房和左心室之间，由两个瓣叶（前瓣叶和后瓣叶）组成。它与二尖瓣瓣环、腱索和乳头肌一起构成二尖瓣瓣器。

32. ABC 主动脉瓣狭窄的超声表现通常包括瓣膜增厚、回声增强、开放受限和室壁代偿性肥厚。

33. ABCDE 主动脉瓣二瓣化畸形的声像图表现：①主动脉瓣只有 2 个瓣叶，两者多呈左右排列，少数瓣叶为前后排列，收缩期开放时瓣口呈"鱼嘴"状。②二瓣化主动脉瓣可因瓣膜粘连、钙化导致开放受限而出现瓣口狭窄。③狭窄者可见升主动脉扩张，左心室壁有不同程度的对称性肥厚，心腔相对缩小；伴有关闭不全者，可显示瓣叶关闭出现裂隙，伴有左心室扩大。

34. ABCE 肺动脉高压会导致肺动脉

收缩压和舒张压增高，肺动脉干及其分支增宽。右心室需要克服肺动脉的高阻力来将血液推送到肺循环，因此可导致右心室压力负荷增加。由于肺血管阻力的增加，肺动脉的血流量会减少，心脏的总体排出量也可能减少。

35. ABCE 肋间扫查是胸壁胸膜病变检查中最重要的扫查途径，可以直接观察和评估胸腔内脏器官和胸膜的状态。不同的病变位置可能需要使用不同类型的超声探头，以获得更准确的图像。胸部 X 线平片或 CT 图像可以提供有关病变位置和性质的信息，可以作为指导选择重点扫查部位的依据。胸壁胸膜病变的检查通常需要在不同的体位下进行，以获得更全面的信息。仰卧位是常用的一种体位，但不是唯一的体位。患者的呼气、吸气状态可以影响胸腔内脏器官和胸膜的位置和移动，通过观察患者的呼吸状态可以帮助病变的显示。

36. ABCE 胸壁恶性肿瘤可以发生在胸壁的软组织、胸骨、肋软骨或神经走行区。这些肿瘤可以起源于胸壁的各种组织结构。胸壁恶性肿瘤回声类型可为多种，形态不规则，边界不清，内部回声多不均匀，血流信号一般较丰富。胸壁恶性肿瘤通常固定在胸壁上，不会随呼吸运动而移动。胸壁恶性肿瘤通常具有较快的生长速度，并且具有侵袭周围组织的能力。

37. ABCE 在正常肝超声图像中，剑下纵切面左叶下缘角度通常小于 45°，右叶下角度通常小于 60°。正常肝被膜在超声图像中呈现出光滑的线样高回声，与肝脏实质形成明显的分界。在正常情况下，肝静脉为离肝血流，而门静脉为入肝血流。正常肝实质的回声通常均匀且细小，没有明显的异常回声。

38. ABCE 肝硬化结节是肝硬化病变

中常见的表现，在超声图像上常呈现为强回声。由于结节内部含有纤维组织和胆汁淤积，肝硬化结节的超声回声可以呈现出不同的强度，有些结节可能回声较弱。肝硬化结节一般不会出现晕影，没有完整的包膜，结节的边界可能比较模糊。肝硬化结节通常不会对周围血管产生挤压作用。

39. CDE 胃肠道穿孔导致腹腔内容物泄漏，引起腹腔积液。穿孔口处的气体可以通过腹腔扩散并形成膈下游离的气体样强回声，也可以沿着腹前壁扩散并形成腹前壁游离气体样强回声。膈下固定的气体样强回声和膈下局限性积液不是胃肠道穿孔的典型超声表现。

40. ABCDE 脂肪肉瘤好发于肾周围脂肪组织，很少发生于盆腔。神经源性肿瘤及异位的嗜铬细胞瘤多见于脊柱两侧。位于盆腔骶骨前的肿块以畸胎瘤、骶椎脊索瘤及神经纤维瘤为常见。

41. ACDE 埃布斯坦畸形又称为三尖瓣下移畸形，超声表现为：①在 M 型超声图像中，可以同时观察到二尖瓣和三尖瓣的曲线。四腔心切面上可见心脏明显增大，以右心房扩大显著。三尖瓣回声增强、增厚，瓣膜附着点或瓣尖明显下移至右心室，距三尖瓣前叶附着点 >1.5cm。下移轻者，产前超声不易检出。②CDFI 与频谱多普勒显示三尖瓣严重反流，反流血流束宽大、明亮，常达右心房底部。③心胸比例显著增大，心脏增大，导致严重肺发育不良，心力衰竭时可伴有心包积液。

42. ABCDE 充盈膀胱作为透声窗，可以提供更好的超声传导，使超声波能够更清晰地穿过膀胱，观察盆腔器官。充盈膀胱作为解剖的参照结构，可以提供一个固定的参照点，用于评估和定位其他盆腔器官。充盈膀胱作为辨认脏器的标志，可以帮助识别和辨认盆腔器官，如子宫、卵巢和输卵管等。充盈膀胱可以推开肠管，减少肠管对盆腔器官的遮挡，从而提供更好的观察条件。充盈膀胱有助于提高子宫位置，使子宫更好地暴露，从而更容易观察和评估盆腔器官。

43. ACD 子宫内膜病变包括子宫内膜增生、子宫内膜息肉和子宫内膜癌。子宫内膜增生是指子宫内膜的增厚和增生，常见月经周期异常、闭经、异常子宫出血等症状。子宫内膜息肉是指子宫内膜的局部增生形成的息肉状突起，是异常子宫出血的常见原因之一。子宫内膜癌是指子宫内膜细胞发生恶性转化，属于妇科恶性肿瘤之一。

44. ABDE 卵巢浆液性囊腺瘤约占所有卵巢良性肿瘤的25%，主要发生在生育年龄，双侧性约占15%，其囊肿大小不等，表面光滑，可分为单纯性及乳头状两种。声像图表现为：①肿瘤轮廓清晰，呈圆形或椭圆形无回声区；②囊壁薄而平整；③多房性囊内细光带间隔；④囊肿后壁及后方回声增强；⑤囊肿通常为中等大小，5~10cm，也有少数极大的情况。

45. ABDE 动静脉瘘是指动脉与静脉之间存在异常通道，使得血液可以直接从动脉流入静脉，绕过毛细血管床的循环。动静脉间有异常通道是动静脉瘘的基本特征。动静脉瘘分先天性和后天性。前者是由于先天血管发育异常引起的肢体动脉和静脉之间有异常相通；后者大都是由于刺伤、钝挫裂伤及刀伤等创伤或医源性的原因，使动脉与静脉直接沟通。先天性因素所致瘘口常为多发，后天性因素所致瘘口常为单发。

46. ABCD 甲状腺的血液供应主要来自甲状腺上动脉和甲状腺下动脉。甲状腺最下动脉是一个变异的动脉，偶尔出现。甲状腺上动脉起源于颈外动脉，是颈外动脉的一个分支。甲状腺下动脉起源于锁骨下动脉的分支，即甲状颈干。甲状腺有三对静脉，分别是甲状腺上静脉、中静脉和下静脉。甲状腺上静脉、中静脉汇入颈内静脉，甲状腺下静脉汇入头臂静脉。

47. ABD 乳头状癌通常呈低回声，与周围正常甲状腺组织相比较暗。乳头状癌的形态通常不规则，边界也不清晰，可能表现为不规则的边界或呈分叶状。甲状腺乳头状癌的纵横比常>1，CDFI一般血流信号不丰富，分布不规则，可见穿支血流。乳头状癌的钙化多为微小钙化，呈点状或细颗粒状，不规则分布。

48. ABCD 门静脉栓塞二维超声检查时，管腔内可见低回声的实质性团块，呈圆形或者椭圆形，有时可完全阻塞整个管腔。门静脉血栓阻塞时，管壁回声可变得模糊不清，并在其周围形成侧支循环，呈海绵状改变（筛网状）。

三、共用题干单选题

49. C 患者有颈前的实性结节，质硬，并伴有声音嘶哑和颈部淋巴结肿大，超声检查显示甲状腺右叶一单发低回声结节，边界不清，内有细点状强回声。提示可能是甲状腺癌，尤其是浸润性癌症。

50. B 甲状腺细针抽吸活检术是一种常用的方法，可以通过取得甲状腺结节组织样本进行病理学检查，以确定是否为甲状腺癌。CT、MRI、弹性成像和实验室检查可以提供一些辅助信息，但不能直接明确诊断甲状腺癌。甲状腺细针抽吸活检术是目前最可靠的诊断甲状腺结节良恶性的方法。

51. D 左房内血栓通常附着在左房后壁，通常没有明显的蒂，即没有明显的血栓与周围结构相连。基底部较宽，附着面大，游离面较小，少数血栓可伸展至房间隔，心脏收缩与舒张时形状无改变。

52. E 为避免漏诊左房后壁较小的血栓（或薄层状的血栓），应从多切面、多部位仔细探查左房，包括胸骨旁、心尖部和剑突下。

53. A 风湿性二尖瓣狭窄的特点是二尖瓣口狭窄，导致左心房排血困难，左心房血流淤滞。这种血流淤滞可以增加左房内血栓形成的风险。

54. B 左心房血栓一般发生在风湿性二尖瓣狭窄左心房增大时。左心室血栓常见于扩张型心肌病、冠心病及心肌梗死，特别是前壁心肌梗死。右心血栓通常为迁移性的，起源于下肢静脉系统，在经右心入肺、引起肺栓塞的过程中暂时停留在右心腔。

55. E 根据题干叙述，患儿在新生儿期的心脏超声检查提示三尖瓣少量反流，但临床上无明显症状，血氧饱和度正常。因此，最可能漏诊的心脏畸形是三尖瓣下移畸形。肺动脉闭锁、三尖瓣闭锁、法洛四联症和大动脉转位通常会导致明显的症状和异常的血氧饱和度。

56. C 观察三尖瓣下移畸形的最佳超声切面是四腔心切面和右心室流入道切面。这些切面可以提供关于右心房、右心室、三尖瓣和房间隔的详细信息。

57. A 三尖瓣下移畸形是由于发育过程中三尖瓣的附着点异常，导致三尖瓣位置下移，而不是瓣叶的剥脱问题。其他选项都是关于三尖瓣下移畸形的正确叙述。

58. A 根据题干中的超声检查结果，提示患者可能存在肝硬化。肝硬化是一种肝脏结构和功能异常的疾病，常见的原因包括慢性肝炎、肝炎病毒感染、酒精滥用等。在肝硬化早期，肝外形大小通常仍然正常，但肝实质回声增粗增强欠均匀，肝被膜增厚欠光滑，肝静脉稍细窄。急性肝炎和急性重型肝炎通常会导致肝外形大小

增大。脂肪肝是指肝脏内脂肪含量过高，与超声表现不符。

59. B 肝脏被分为 8 个段，分别为 S_1 到 S_8。根据题干中的叙述，肿块靠近门静脉左外下支，对应着肝脏的 S_3 段。

60. E 结节型肝癌通常伴有严重肝硬化，表现为肝内一个或多个圆形或椭圆形结节，其直径多在 2~5cm，边界较清晰，以弱回声多见，合并坏死可呈强回声，肿瘤增大，回声也随之逐渐增强、不均，多有 1mm 至数毫米的边缘弱回声晕，且与肝实质分界清楚。

61. D 胎盘早剥是指胎盘与子宫壁分离，通常在妊娠晚期或分娩过程中发生。患者的症状包括下腹坠痛、腰痛和敏感宫缩。超声检查显示胎心率不稳定，波动范围较大。在第二次超声检查中，胎心率降低到 79 次/分，进一步提示胎盘早剥的可能性。

62. B 胎盘早剥一经明确诊断，应考虑立即终止妊娠，最大程度地降低潜在的风险。因此，根据患者的临床表现和超声检查结果，最合适的临床处理方式是急诊剖宫产终止妊娠。

63. E 绒毛膜癌是一种恶性肿瘤，通常起源于胎盘组织。它会产生人绒毛膜促性腺激素（HCG），因此血浆或血清中的 HCG 水平可以作为绒毛膜癌的重要指标。血 HCG 水平的升高，可以支持绒毛膜癌的诊断。

64. C 在超声检查中，绒毛膜癌通常呈现为子宫肌层内血流异常丰富紊乱的特征，这可能包括血管扩张、血管分支和血流速度增加。此外，还可能探及动静脉瘘样频谱。子宫增大是绒毛膜癌的常见表现之一，但并不具有特异性，也可能见于其他疾病，如子宫肌瘤等。子宫肌层回声不均匀或子宫肌层变薄也是绒毛膜癌的常见

表现，但不具有特异性，可能见于其他疾病。宫腔内充满大小不等无回声区呈"蜂窝状"更常见于葡萄胎，而不是绒毛膜癌。

65. A 根据超声检查，左侧卵巢有一囊性肿块，边界清楚，壁薄，这些特征与黄素化囊肿相符合。黄素化囊肿是由于卵巢黄体发育异常而形成的囊性结构，通常边界清晰，壁薄，内部可以有分隔。黄体囊肿是由于排卵后黄体的液体积聚而形成的囊性结构。浆液性囊腺瘤通常呈囊性结构，内含黏液样液体。黏液性囊腺瘤是一种卵巢肿瘤，通常呈囊性结构，内含黏液样液体。卵泡囊肿是由于未能正常排卵而形成的囊性结构。

四、案例分析题

66. D 超声检查子宫和附件区域常需要充盈膀胱，以提供更好的超声图像。因此，在进行超声检查前，患者通常需要饮水并尽量保持膀胱充盈。

67. ABDE 子宫腺肌病的声像图特点包括：子宫增大、饱满圆钝；子宫肌层光点回声粗糙，增厚的肌壁回声减低、不均匀；子宫肌壁间可见斑点状无回声区；宫腔线前移，也可后移。子宫内膜增厚不是子宫腺肌病的特点，它更常见于子宫内膜增生等疾病。

68. A 在进行头颈部、腹部器官和肢体血管等检查时，仰卧位是最常用的基本体位。可以提供更好的检查角度并便于操作。

69. ACDF 在扩张型心肌病中，心腔扩大，导致心脏结构的改变，可能影响瓣膜的正常运动，使得瓣膜的开放幅度减低。扩张型心肌病会导致心肌功能减弱，超声心动图可以显示室壁运动的减弱或弥漫性减低。此外，还可见二尖瓣的结构改变，包括形成钻石样的变形。

70. CFG SAM现象（舒张期前收缩）是肥厚型心肌病的特征，而不是扩张型心肌病的特征。在扩张型心肌病中，左心室腔明显扩大，但没有SAM现象。室壁运动呈弥漫性减低而不是节段性增强。荡击波征是指在超声心动图中观察到心脏室壁的震动，通常是由于瓣膜关闭不全引起的，不是扩张型心肌病的特征。

71. ACDEFG 心腔内血栓在扩张型心肌病中多发生于左心室心尖部，这是由于左心室扩大和舒张功能减弱导致血液淤积。心腔内血栓的特点是运动度小，即血栓较为静止，不随心脏收缩而移动。血栓在心腔内停留的时间越长，越容易发生机化，即血栓的成分发生结构性改变，变得更加坚硬。心腔内血栓在超声检查中通常呈现为低回声的形式，这是由于血栓的成分和结构与周围的血液和心肌组织有所不同。心腔内血栓有时会脱落，进入血液循环，有造成栓塞的风险，如脑栓塞、肺栓塞等。心腔内血栓脱落后，可以随血液流动到其他器官，导致栓塞的发生。

72. BDF 有效治疗可以改善心肌功能和血液循环，减少血液淤积，从而使心腔内的血栓逐渐缩小或消失。此外，有效治疗还可以改善心肌的收缩和舒张功能，使室壁运动恢复正常。同时也可以减轻心肌扩张，导致左心室腔的缩小。

73. ABCDE 肋骨转移瘤通常是原发癌症在其他部位扩散至肋骨。肋骨转移瘤常见于老年人，多由肺癌、乳腺癌、前列腺癌、甲状腺癌、肝癌及恶性胸腺瘤等血行转移而来，少数由肺癌和乳腺癌直接侵袭所致。

74. ABCEF 超声表现主要有：肋骨局限性梭形肿大，骨质破坏，骨皮质变薄或回声中断，肿瘤多呈较均匀的弱回声，肿瘤边界多较清楚，边缘不一定光整，肿瘤后部回声不减弱，很少发生软组织肿块，可先后出现多处肋骨回声相同的病灶。

75. ABCDEF 肋骨转移瘤在超声检查中应该与其他肌肉瘤和肿物进行鉴别，包括肋骨肉瘤、胸壁脂肪瘤、神经鞘瘤、骨肉瘤、尤因肉瘤和骨髓瘤等。以上肿瘤与肋骨转移瘤在超声图像上均可能呈现相似的肿块形态和回声特点。肋骨肉瘤是一种恶性肿瘤，鉴别时需要注意肿瘤的生长方式、边界、内部回声和与周围结构的关系。胸壁脂肪瘤是一种良性的脂肪组织肿瘤，鉴别时需要注意肿瘤的密度、内部回声和与周围结构的关系。神经鞘瘤是一种良性的神经组织肿瘤，鉴别时需要注意肿瘤的位置、神经功能损害和与周围结构的关系。骨肉瘤是一种恶性骨肿瘤，鉴别时需要注意肿瘤的骨破坏性和与周围结构的关系。尤因肉瘤是一种恶性软组织肿瘤，鉴别时需要注意肿瘤的特点和与周围结构的关系。骨髓瘤是一种恶性的骨髓细胞增殖性疾病，在发展过程中，骨髓瘤细胞可以侵犯肋骨，形成肋骨髓内病变，鉴别肋骨转移瘤和肋骨骨髓瘤时，需要结合其他临床和影像学资料进行综合分析。

76. C 患者临床初步诊断为肋骨转移瘤，若在超声中发现胸骨的病灶内发生液化坏死出现无回声区，最应检查的部位是甲状腺。胸骨的病灶内发生液化坏死出现无回声区，可能提示胸骨内的肿瘤坏死或囊变。在男性患者中，甲状腺癌是常见的恶性肿瘤之一，可以通过淋巴途径转移到胸骨。因此，对于患者出现液化坏死的胸骨病灶，应考虑进行甲状腺的相关检查，如甲状腺超声，以排除甲状腺癌的可能性。

77. E 根据患者的病史和临床表现，最可能的诊断是肝脓肿。肝脓肿是指肝脏组织内的脓肿形成，通常由细菌感染引起。患者有糖尿病病史，近期出现寒战、高热、

肝区压痛，这些症状与肝脓肿相符。超声检查显示肝右叶实性为主的肿物，大小 2.4cm×3.1cm×2.8cm，肿物中心见不规则囊变区，也支持肝脓肿的可能性。

78. D 根据患者的病史和临床表现，对于肝脏肿物最可能的诊断是肝转移瘤。肝转移瘤是指癌细胞从其他部位转移到肝脏形成的瘤。患者近 4 个月出现腹胀、食欲缺乏、消瘦、便血等表现，这些症状与肝转移瘤相符。

79. B 如果肝脏病变为转移瘤，最可能来源的器官是胃肠道。肝脏是常见的转移瘤的靶器官之一，而胃肠道肿瘤是最常见的原发肿瘤之一，因此最可能的来源是胃肠道。

80. A 如果肝脏病变是转移瘤，其超声造影表现通常为动脉期病灶周边环状或花边状强化，内部强化不明显，门脉期和实质期病灶仍无明显强化，即所谓的"黑洞"现象。这是由于转移瘤的动脉血供较丰富，导致病灶周边强化，而门脉血供相对较差，病灶内部无明显强化。

81. E 胆汁瘤是一种恶性肿瘤，起源于胆管上皮细胞，它通常不被归类为肝脏的转移瘤。肝脏高回声转移瘤常见于胃肠道来源的恶性肿瘤，如食管癌等，囊性肝转移瘤可来源于卵巢癌、肉瘤的转移，肝脏高回声转移瘤也可来源于神经内分泌恶性肿瘤，肝脏内出现钙化性转移瘤常见于结肠来源的恶性肿瘤。

82. D 对于肝右叶实性为主的肿物，大小 2.4cm×3.1cm×2.8cm，肿物中心见不规则囊变区的患者，最有帮助的确诊方法是超声引导下穿刺活检。穿刺活检可以获取肿瘤组织样本，进行病理学检查，从而确定肿瘤的性质和诊断。AFP 等实验室检查可以作为肝癌的辅助诊断指标，但对于确诊肿瘤的性质并不具备特异性。肝脏

核素检查、肝动脉造影检查、超声剪切波弹性成像和 M 型超声检查可以提供一些辅助信息，但不能直接确诊肿瘤的性质。

83. C 根据患者的症状和超声检查结果，患者可能患有急性胆囊炎，胆囊壁黏膜水肿增厚是急性胆囊炎的典型表现。胆囊壁增厚和内腔变小可能是由于炎症导致的黏膜水肿和炎性渗出物的积聚。

84. ABCDEF ①引起胆囊壁增厚的胆囊病变有：急慢性胆囊炎、胆囊癌、胆囊腺肌增生症等；②引起胆囊壁增厚的非胆囊病变有：低蛋白血症、急性肝炎、心衰、肾疾病、多发性骨髓瘤等。

85. F 根据患者的临床表现和超声检查结果，初步诊断为急性黄疸型肝炎导致胆囊受累性黄疸。超声检查显示胆囊壁明显增厚，内腔变小，内容物为弱回声光点。经过一段时间的治疗后，超声复查发现胆囊腔内可见团块状等回声，不伴声影，可随体位改变而变形及移动。根据这些特点，最可能的解释是胆囊内沉积物回声。胆囊内沉积物回声可以是胆固醇结晶、胆固醇息肉、胆固醇结石等，它们可以随体位的改变而变形和移动。胆囊泥沙状结石、胆囊内伪像、胆囊息肉、胆囊肿瘤和胆色素结石在超声图像上通常有不同的特征，与患者的临床表现和超声检查结果不符合。

86. ABCDF 根据患者的临床表现和超声检查结果，初步诊断为急性黄疸型肝炎导致胆囊受累。胆囊内沉积物回声既可能是淤滞的浓缩胆汁内的结晶，也可能是炎性产物。除了急性黄疸型肝炎，还有以下原因可能导致胆囊腔内发生上述改变：①胆总管梗阻可以导致胆汁在胆囊内积聚，使胆囊壁增厚，内腔变小。②长期禁食可能导致胆汁淤积和胆固醇沉积在胆囊内，形成胆囊结石或沉积物。③过量饮酒可能导致胆囊壁炎症反应，出现胆囊壁增厚。

④溶血性贫血时，胆红素释放增加，可能导致胆囊内胆红素沉积。⑤急性胆囊炎时，胆囊壁会发生炎症反应，胆囊壁明显增厚。

87. F 根据患者的临床表现和实验室检查结果，患者出现黄疸的原因是肝细胞性黄疸。肝细胞性黄疸是由于肝细胞损伤或功能障碍导致胆红素代谢和转运受损所致。在超声检查中，肝脏呈现肝大、回声粗糙、减低，胆管和胆囊的影像也出现异常。溶血性黄疸通常与红细胞破坏和胆红素释放增加有关，该患者并未出现溶血性黄疸的特征。梗阻性黄疸通常与胆道梗阻引起的胆汁淤积和胆红素排泄障碍有关，该患者也未出现胆道梗阻的特征。进食某些导致皮肤发黄的食物、药物过敏和胆汁淤积也不符合该患者的临床表现和检查结果。

88. B 肝源性黄疸是由于肝脏疾病引起胆红素代谢和转运障碍所致，胆道系统通畅，不会出现扩张。梗阻性黄疸是由于胆道梗阻导致胆汁排出障碍所致，胆道系统受阻，会出现扩张。胆道扩张可以通过超声检查或其他影像学检查来确定。因此，鉴别肝源性黄疸和梗阻性黄疸的关键在于胆道系统是否扩张。

89. AB 肝脏、胆囊为右上腹脏器，这两个脏器是腹部超声检查中常需要评估的重要器官。

90. ABE 超声检查提示胆管囊性扩张症时，胆总管部位出现的囊性结构的形态可有球形、纺锤形、椭圆形，这些形态都可以出现在胆总管部位的囊性扩张病变中。在胆总管部位的囊性扩张病变中很少见菱形和三角形结构。囊中囊是指囊肿内部出现了另一个小囊肿，和胆总管部位的囊性扩张病变关系不大。

91. B 如果患儿右上腹持续发作绞痛同时伴有发热、黄疸，可能的诊断是胆管炎。胆管炎可以导致胆道堵塞和炎症，引起右上腹持续发作绞痛，同时伴有发热和黄疸。胆囊穿孔通常表现为突然剧烈的右上腹疼痛，但不一定伴有发热和黄疸。胆囊结石可以引起胆绞痛，但一般不会导致持续性疼痛，且不一定伴有发热和黄疸。胆囊肿大一般不会引起持续性疼痛，也不一定伴有发热和黄疸。肝炎一般不会引起持续性右上腹疼痛，且黄疸可能是其症状之一，但不一定伴有发热。胆囊息肉一般不会引起持续性右上腹疼痛，且不一定伴有发热和黄疸。输尿管结石通常表现为腰部或下腹疼痛，与右上腹持续发作绞痛不符。肾结石通常表现为腰部疼痛，与右上腹持续发作绞痛不符。

92. ABCE 月经量增多、经期延长是功能失调性子宫出血、子宫腺肌病、子宫肌瘤和子宫内膜息肉等妇科疾病的常见临床表现。

93. AC 根据子宫肌层回声特点及后壁实质性占位的二维和彩色多普勒血流显像特点，考虑为子宫腺肌病。子宫腺肌病是指具有功能的子宫内膜腺体及间质向子宫肌层内浸润，并伴子宫平滑肌的增生。发生率为10%～47%，半数可合并子宫肌瘤，15%合并其他部位的子宫内膜异位症。后壁壁间低回声实质性占位可能诊断为子宫壁间肌瘤。

94. ACDFG 腺肌瘤的超声特点包括病灶内常呈多发小无回声区，呈圆形或椭圆形，边界不清楚，无明显包膜，病灶后方伴少许声衰减或呈栅栏状衰减回声，病灶内部呈星点状、条状散在分布的血流信号。

95. ACDEF 子宫腺肌病超声检查可见子宫增大，内膜线居中或偏移，子宫肌壁对称性或非对称性增厚，以后壁增厚多见，回声增强，病灶内有时可见到不规则

无回声区。病变局限分布于子宫前壁或后壁肌层，呈结节状。

96. ABCDEF 子宫肌瘤应与子宫肥大症、子宫畸形、盆腔炎性包块、卵巢肿瘤、子宫腺肌瘤和子宫内膜增生症相鉴别。

97. BF 患者有长期站立史，结合超声表现，下肢深静脉管腔清晰，深静脉管腔可压闭，不考虑深静脉血栓。同时，小腿内侧部分大隐静脉管腔内低回声充填，大隐静脉管腔不能压闭，管腔内可见低回声充填，提示存在大隐静脉血栓。因此，可能的诊断是深静脉瓣关闭不全和大隐静脉血栓。

98. DE 下肢深静脉瓣功能不全导致血液回流不畅，使得压力传递到浅静脉系统，引起浅静脉扩张。瓦氏呼吸试验：嘱患者行强力闭呼动作，通过增加胸膜腔内压来影响血液循环和自主神经功能状态，进而达到诊疗目的的一种临床生理试验。观察有无自深静脉向浅静脉的反流，若反流时间大于1s，考虑存在下肢静脉瓣功能不全。交通支静脉反流和交通支静脉增宽是深静脉瓣功能不全导致的结果，而不是直接的依据。深静脉瓣游离缘松弛、伸长和深静脉流速加快也是与深静脉瓣功能不全相关的变化，但不是其直接依据。

99. ABCDEF 慢性下肢静脉血栓是指长期存在的下肢静脉血栓。血栓根据病程进展，分为急性期、亚急性期、慢性期，其相应时期声像图表现不同。新鲜的血栓表现为低到无回声，漂浮于管腔，超声检查应注意避免加压，造成血栓脱落引起肺栓塞；亚急性期和慢性期可表现为等回声、弱回声、高回声；血栓机化可表现为强回声。

100. ABCEF 下肢深静脉瓣功能不全是指下肢深静脉瓣膜无法正常关闭，导致血液反流和静脉压力增加的病理状态。下

肢深静脉瓣功能不全时，较大的静脉如股静脉、腘静脉等可以观察到瓣膜关闭不严。下肢深静脉瓣功能不全容易导致血液淤滞，增加血栓形成的风险。因此，在治疗血栓时需要注意下肢深静脉瓣功能不全的存在。反流时间是评估下肢深静脉瓣功能不全程度的指标之一，反流时间越长，表示反流程度越重。下肢深静脉瓣关闭不全时，不是所有瓣膜都增厚、钙化。下肢深静脉瓣关闭不全的主要诊断标准是频谱多普勒可记录到静脉瓣反流频谱，即远端加压后或瓦氏试验时出现反向血流频谱，持续时间大于1.0s。下肢深静脉瓣功能不全时，血液可以回流到浅表静脉，导致浅表静脉瓣膜关闭不严。下肢深静脉瓣功能不全导致血液反流，进而增加下肢静脉的压力。

全真模拟试卷（四）答案解析

一、单选题

1. C 声波传导速度是声波在介质中传播的速度，它与组织的密度、弹性等特性有关，但并不是声能衰减的主要原因。声束在传播过程中会逐渐扩散，导致声能衰减。声波在遇到组织内的各种界面和结构时会发生散射，导致声能衰减。声波在组织中的传播过程中会被组织吸收，转化为热能，导致声能衰减。蛋白质是组织中的主要成分之一，高蛋白质含量的组织对声波有较强的吸收作用，导致声能衰减。

2. C 分辨力是指超声影像中能够清晰显示出两个相邻结构的能力。对于超声的分辨力，超声频率的高低、声束的宽度、脉冲的宽度以及声场远近及其声能分布都会对其产生影响，重复频率主要与超声图像的帧率和信噪比有关，而不是与分辨力直接相关。

3. B 多普勒频移是指由于红细胞运动引起的超声波频率的变化。它与红细胞的流速、声速、探头发射的频率以及多普勒角度等因素有关。输出功率是指超声设备输出的超声波的能量，它与多普勒频移没有直接关系。

4. A 能量显示是一种超声成像模式，它可以显示血流的能量强度、速度和方向。在淋巴结区域，能量显示可以帮助观察淋巴结的血流情况，包括血流速度和血流方向等信息。

5. A 主动脉夹层是指主动脉内膜和中膜之间形成的假腔，会导致主动脉扩张和扩张性心肌病的发生。主动脉瓣重度反流会导致血液在主动脉内逆流至左心室，增加左心室的负荷，进一步导致左室扩大。

6. B DeBakey I 型主动脉夹层破口位于升主动脉或者主动脉弓部，内膜撕裂累及升主动脉、主动脉弓和降主动脉全程，部分患者可延至髂动脉或颈动脉等远位。

7. B 二维超声心动图可见真性主动脉瘤主动脉内径增大，呈梭形或者囊状扩张，可达相应正常部位内径的 1.5 倍以上。

8. E 彩超检查动脉导管未闭时，显示导管分流的最佳切面是主动脉短轴或胸骨上窝主动脉弓长轴。在这些切面上，可以清晰地显示主动脉和肺动脉之间的动脉导管，以及导管分流的情况。

9. A 部分型心内膜垫缺损是一种房间隔缺损的亚型，通常是由于房间隔上部的心内膜垫未完全闭合导致的。因此，超声检查时可见原发孔型房间隔缺损的特征表现。

10. A 多普勒超声检查，可见在扩张冠状动脉的起始处，血流速度不高，CDFI 的五彩镶嵌表现较少。瘘管内常呈现五彩镶嵌湍流表现，使用 CDFI 可以追踪瘘管，提高瘘入腔室和瘘口位置的显示率。

11. E 胸腺是位于胸腔中部的一对腺体，主要位于中纵隔内，但也有一部分可位于颈部和腹部。胸腺主要在儿童和青少年时期发育和成熟，随着年龄的增长，胸腺逐渐退化，但并非完全失去分泌能力。胸腺由两个叶状结构组成，是位于胸腔内的中央淋巴器官。胸腺的主要功能是在胚胎期和儿童时期产生和分化 T 淋巴细胞，并将其输送到外周淋巴组织和器官中。这些 T 淋巴细胞在外周淋巴组织和器官中发挥免疫应答的作用。

12. D 胸壁平滑肌肉瘤是一种罕见的肿瘤，临床表现可以因个体差异而有所不同。但一般来说，它的生长速度慢，但会有疼痛的症状。肿瘤的生长速度可能因个体差异、肿瘤大小和位置等因素而有所不同。

13. C 正常肝脏内门静脉与肝静脉并不平行分布，它们是相互交叉分布的。

14. D 急性肝炎肝实质回声变化表现为回声均匀，呈透声较好的细小点状弱回声，切面均匀，多与豆腐切面相近；随着病程的进展，回声逐渐增粗、增强。

15. D 多囊卵巢综合征常见于 17 ~ 30 岁的女性。该症状是由月经调节失调引起的，与内分泌相关。多囊卵巢在声像图上的表现如下：①双侧卵巢均匀增大，轮廓清晰；②切面内可见数个大小不等的圆形无回声区，多数 < 10mm，数量通常 > 10 个；③卵巢髓质区增大，回声明显增强，占据了卵巢的主要部分，卵泡被挤向卵巢周缘；④有时会出现陶氏囊和结肠旁边沟少量液性无回声区。

16. C 在未破裂型输卵管妊娠的声像图中，输卵管附件区可见到一个类似妊娠囊的结构，其形态与正常妊娠囊相似，但通常囊壁较厚，回声稍强，有时可见到胚胎或胎芽。

17. D 胃泡不显示常见于食道闭锁，少见于横膈疝，罕见于咽、食道和纵隔肿瘤。

18. D 乳腺纤维腺瘤是一种常见的乳腺良性肿瘤，它通常呈椭圆形，边缘光整，形状规则。在超声图像上，乳腺纤维腺瘤通常呈均质的回声，与周围正常乳腺组织相似。它的方位通常与乳腺组织平行。其他选项中，形状不规则、后方回声增强或后方回声衰减都不是乳腺纤维腺瘤的典型声像图表现。

19. D 超声诊断椎动脉发育不良时，椎动脉的表现通常为内径较小（<2mm），内膜光滑无增厚，血流充盈良好。这些是椎动脉发育不良的典型超声表现。内膜增厚、回声增强和斑块并不符合椎动脉发育不良的超声特点。

20. A 根据患者的症状和超声检查结果，双侧泪腺区实性低回声团块，边界不清、形态不规则，后缘呈三角形，血流丰富呈树枝状。这些特点提示可能为恶性病变。淋巴瘤是一种常见的恶性病变，可发生在泪腺区域。淋巴瘤的超声表现常为低回声团块，边界不清，血流丰富。其他选项如炎性假瘤、泪腺脱垂、泪腺多形性腺瘤和神经鞘瘤的超声表现不太符合该患者的情况。因此，最可能的诊断是淋巴瘤。

21. E 患者的胸腔积液为血性渗出液，需要进一步确定是否存在恶性病变。通过胸腔积液查癌细胞可以进行细胞学检查，以确定是否存在癌细胞，帮助进一步确诊。

22. C 肥厚型心肌病是一种心肌结构性疾病，特征是心肌肥厚和心室壁非对称性增厚。在超声心动图中，心室壁非对称性增厚、室间隔增厚明显是肥厚型心肌病的典型表现。此外，超声心动图中肥厚心肌呈"毛玻璃"样改变也是肥厚型心肌病的特征之一。

23. C 缩窄性心包炎的超声表现包括双心房大，心包增厚，室间隔弹跳样运动，左心室壁舒张运动受限。缩窄性心包炎通常不会直接导致房室瓣反流，房室瓣反流通常是由于心脏负荷过重或心肌功能减退等原因引起的。

24. B 根据患者的临床表现，左侧小腿出现肿胀、疼痛，按之不硬而无明显凹陷，皮温升高，压痛明显，最可能的诊断是下肢深静脉血栓形成。术后卧床 1 周是深静脉血栓形成的高危因素之一。

25. E 夹层动脉瘤是指动脉壁内层和中层之间的血液聚集形成的假腔，使动脉分为两个腔。在超声检查中，夹层动脉瘤的内膜分离随血流搏动而摆动，彩色多普勒显示其中一个腔内血流正常，而另一个腔内血流呈现紊乱。

二、多选题

26. ADE 胆汁和尿液都是均质性液体，没有明显的回声反射。固体组织通常在超声图像中呈现为不同程度的回声，而不是全部都有回声。液体的回声特征可以受到其成分、浓度、混合物等因素的影响，不同类型的液体在超声图像中可能呈现出不同的回声特征。肾锥体是肾脏内部的结构，由于其组织构成和血流情况的差异，会导致中低回声的表现。软骨组织相对于其他组织来说，其声阻抗较低，超声波在软骨组织中的传播会导致极低回声的表现。

27. BCD 正常肾上腺通常呈现为中等回声，而不是强回声。超声波在软组织与骨骼之间的界面上发生明显的反射，形成强回声。胆囊结石是坚硬的物质，具有较高的声阻抗差异，会导致超声波的明显反射，形成强回声。气体与软组织之间的界面会引起超声波的明显反射，形成强回声。血管瘤通常呈现为低回声或中等回声，而不是强回声。

28. BC 组织多普勒成像是一种通过测量组织的运动速度和方向来评估组织功能和血流情况的超声技术。组织多普勒成像基于彩色多普勒成像的基本原理，彩色多普勒成像通过测量组织中的血流速度和方向，并以彩色编码的形式显示在图像上，以便评估组织的血流情况。在组织多普勒成像中，可以通过改变彩色多普勒的滤波条件来调整血流信号的显示范围和分辨率。

滤波条件的调节可以影响彩色多普勒的灵敏度和精确度。二次谐波技术是一种通过检测组织中的二次谐波信号来评估组织的功能和血流情况的超声技术，不是组织多普勒成像的原理。连续多普勒技术是一种通过连续的时间扫描来测量组织的运动速度和方向的多普勒技术，不是组织多普勒成像的原理。高脉冲重复频率超声成像技术是一种通过调整超声波束的脉冲重复频率来实现高速成像的超声技术，不是组织多普勒成像的原理。

29. ABCD 梗阻性肥厚型心肌病可见室间隔及左心室后壁非对称性明显增厚，左心房内径增大，二尖瓣前叶征象，左心室流出道高速射流和主动脉瓣中期关闭现象。节段性室壁运动异常多见于急性心肌梗死和缺血性心肌病。

30. CDE 下壁和侧壁的供血主要来自右冠状动脉，而不是左前降支。后间隔的供血主要来自右冠状动脉和左冠状动脉回旋支，而不是左前降支。

31. ABE 有时在二维超声中，由于特殊解剖结构或不良超声窗口的影响，无法清晰地观察和确定右心房的位置。此时，右心声学造影可以提供更准确的信息，帮助确定右心房的位置。右心声学造影可以观察到血液从右心腔进入左心腔的影像，帮助诊断心内右向左分流，同样可以观察到心内左向右分流的情况。

32. AB 双平面 Simpson 法是一种常用的测量左心室收缩功能的方法，适用于左心室形态正常或轻度改变的情况。它通过测量左心室在不同时间点的二维超声图像，并计算左心室舒张末容积和收缩末容积，从而评估左心室射血分数（LVEF）等指标。三维超声可以提供更准确、全面的左心室形态和功能信息，它能够实时获取左心室的三维图像，可以对左心室的收缩功能进行全面评估，包括容积参数、心肌应变和扭转参数等。

33. AD 室壁瘤是心肌梗死后形成的一种异常突出的心肌局部扩张，它可以影响心脏的收缩和舒张功能，导致心功能减退。心肌梗死引起的室壁瘤会导致心肌变性、纤维化和功能障碍，这些变化会在心电图中表现为 ST 段持续抬高。

34. AD 法洛四联症的多普勒超声表现：在左心室长轴切面室间隔缺损处，CDFI 显示心室水平呈红蓝双向过隔分流信号；右心室流出道和肺动脉内，CDFI 呈五彩镶嵌湍流信号，并记录到收缩期湍流频谱。

35. ABCD 右心室双出口是一种罕见的先天性心脏病，特征是右心室同时连接到主动脉和肺动脉，而室间隔缺损则是其中一种常见的伴随畸形。根据缺损的位置不同，室间隔缺损可以出现在右肺静脉下、远离两侧半月瓣、两侧半月瓣下或主动脉瓣下。

36. ABCD 超声可以帮助医生准确定位胸腔积液的位置，指导穿刺抽液操作，提高穿刺准确性和安全性。超声可以通过观察胸膜下的液体影像和胸膜的厚度来区分胸膜肥厚和胸腔积液。超声可以帮助医生区分肺底积液和膈下脓肿，通过观察液体的性质和位置来进行判断。超声可以提供实时的图像，可以准确定位胸腔积液的位置和形态特征，并且可以观察液体的动态变化。渗出液和漏出液的声像图在超声检查中可能会有不同的特征，渗出液通常呈现为均匀的液体影像，而漏出液可能会呈现出更复杂的结构，如分隔、囊肿等。因此，超声在区分渗出液和漏出液方面具有一定的价值。

37. ABCD 胸壁急性蜂窝织炎的超声表现主要为病变区软组织增厚，回声不均匀减低、边界不清楚，形态不规则，局部彩色血流信号增多，邻近软组织可见不同程度的水肿，回声可增强，皮肤层增厚。

38. ABCE 肝体积缩小，形态失常是肝硬化的常见超声表现之一。由于纤维组织增生和肝细胞坏死，肝脏会逐渐变小，并且形态可能会发生变化。肝硬化会导致门静脉阻塞，从而引起门静脉扩张、脾大和腹水的形成。肝硬化可以引起胆囊壁的炎症和纤维化，导致胆囊壁增厚。肝硬化可以导致肝静脉的阻塞和狭窄，从而引起肝静脉走行及管腔的异常改变。实质回声弥漫性增强、增粗，可有结节样回声是肝硬化的典型超声表现之一。肝硬化会导致肝实质回声增强和增粗，同时还可以出现结节样回声。

39. ABCE 肝血吸虫病是血吸虫侵入肝内门静脉细支，引起栓塞性门静脉炎和门静脉周围炎及纤维化改变，肝表面多呈龟甲状。由于血吸虫寄生引起的炎症和纤维化，肝脏右叶可能会出现萎缩，而左叶可能会增大。血吸虫寄生引起的炎症和纤维化会导致肝脏边缘变钝，并且肝表面可能会出现不平整。血吸虫寄生引起的纤维化和肝组织结构的改变会使肝脏呈现出网格状或鱼鳞状的结构。肝血吸虫病通常不会导致肝静脉的狭窄。血吸虫寄生引起的肝门区炎症和纤维化可以导致门静脉分支内径增宽。

40. BD 门静脉高压症分为肝前型（肿瘤压迫、肝外门静脉血栓形成）、肝后型（布-加综合征、缩窄性心包炎）和肝内型（肝炎后肝硬化、血吸虫病）。

41. ABCE 胆总管起始于肝总管与胆囊管的汇合处，即胆囊管的开口处。胆总管在经过胰头后，进入十二指肠乳头部的开口处，将胆汁排入十二指肠。胆总管的全长一般为 7～8cm，内径为 6～8mm。胆总管与主胰管（胰管）在胰头的内侧共同进入十二指肠乳头部，没有壶腹部的形成。胆总管在进入十二指肠乳头部之前，会经过十二指肠球部（胃窦部）、降部（纵隔部）和胰头的前方。

42. ABCE 胆囊癌局限于胆囊时不引起肝内外胆管扩张。其余各项均是胆囊癌的常见声像图表现。

43. BCDE 副脾的内部回声通常与脾脏的内部回声一致，都是由于脾实质的回声引起的，并不明显低于脾脏。副脾通常呈圆形或椭圆形，与脾脏的形状相似。副脾常常位于脾脏的近端，即脾门处。副脾与脾脏之间可能存在血管连接，超声检查时可以观察到脾血管与副脾相连的情况。

44. BCDE 浆液性囊腺癌为最常见的卵巢恶性肿瘤，占 40% ~ 60%，多见于中老年，平均发病年龄约 56 岁。肿瘤生长快，常伴出血性坏死。卵巢浆液性囊腺癌多为双侧，呈囊实混合性肿块；实性部分及囊壁多可探及丰富血流信号；晚期常合并盆腹腔积液。

45. ABCD 异位妊娠的超声诊断要点：子宫增大，宫腔内没有胎囊，内膜增厚，可见宫腔积液和假胎囊回声，附件区可见类似于妊娠囊的环状高回声结构。流产型可出现子宫直肠陷凹积液。

46. ABCE 乳腺纤维腺瘤的超声表现通常包括边界光滑、有包膜、内部呈均质低回声区，单发或多发。导管扩张常见于乳头状瘤或癌肿侵犯导管造成乳腺导管局限性扩张。

47. ABD 淋巴结结核的超声表现有：肿大的淋巴结呈椭圆形，皮质回声均匀，呈低回声，脓肿破溃，淋巴结与周围组织融合。髓质居中，形态无变化，淋巴结内血流信号增多，分布杂乱不是淋巴结结核的典型表现。

48. BDE 动静脉瘘是指动脉和静脉之间存在异常的直接通道，导致动脉血流直接进入静脉系统。瘘口近心端动脉血流速度增快，是因为动静脉瘘使得动脉血流直接注入静脉，导致静脉内的血流速度增加。瘘口远端动脉血流频谱基本正常，受累静脉扩张、血栓形成和血流动脉化。动脉瘤表现为搏动性肿块，可闻及收缩期杂音，局部浅静脉无变化或轻度曲张，动静脉之间无异常通道，受累动脉局限性明显扩张或通过瘤颈部与邻近的搏动性肿物血流交通，一般不累及静脉。

三、共用题干单选题

49. A 在肝囊肿经皮穿刺无水乙醇硬化治疗后出现低热和囊腔内囊液范围缩小的情况下，适宜的处理是暂时观察。这可能是正常的治疗反应，囊液范围缩小可能是硬化剂的作用。

50. E 根据叙述，经过无水乙醇硬化治疗后，囊腔内囊液范围缩小，并出现多发分隔。这些改变可能是由于硬化剂的作用导致囊液的凝固和分隔形成。

51. A 患者心前区闻及舒张期杂音，心脏超声示主动脉瓣增厚、回声增强，闭合时可见缝隙，符合主动脉瓣退行性变的特点。

52. B 在主动脉瓣关闭不全的情况下，升主动脉血流会反流入左心室，不会导致升主动脉的扩张增宽。

53. E 在测量主动脉瓣反流的血流束频谱时，胸骨旁或心尖五腔心切面是较为准确的选择，因为在这些切面上，主动脉瓣反流的血流束与超声探头的声束夹角较小，可以更准确地测量反流速度和程度。

54. B 部分型心内膜垫缺损是指心内膜垫的一部分缺失，通常位于二尖瓣前叶中部，导致二尖瓣前瓣向左心室流出道移位，舒张期向室间隔方向膨出，房间隔下部可以出现回声中断。

55. B 部分型心内膜垫缺损的病理变化包括右心房、右心室扩大，左心房、左心室扩大，肺动脉增宽以及二尖瓣前叶与三尖瓣隔叶发育不良。部分型心内膜垫缺损由于主动脉瓣口的前移和右移，不再夹于房室瓣环之间，导致左心室流出道变长、变窄。

56. A 根据题干中的超声检查结果，最可能的诊断是转移性肝癌。转移性肝癌是指其他部位的恶性肿瘤转移到肝脏形成的肿瘤。转移性肝癌常呈实性肿块，边界清楚，中心部可见不规则无回声区，并呈"同心圆"征。原发性肝癌是肝实性肿块的常见原因，但其超声表现通常是边界模糊的肿块。结节型肝癌是原发性肝癌的一种亚型。肝腺瘤合并中心坏死液化通常表现为中心无回声区，没有边界清楚的强回声实性肿块。肝棘球蚴囊肿实变型通常表现为囊肿内部浑浊或囊肿壁增厚。

57. E 转移性肝癌最常见的原发癌是结肠癌。

58. C 转移性肝癌与多发性肝脓肿鉴别，二者声像图较为相似，有时难以鉴别，但从病史及治疗后疗效随访等方面可以进行鉴别。前者有原发肿瘤病史，且对抗肿瘤治疗可能有效；后者有感染病史，对抗感染治疗有效。转移性肝癌与肝血管瘤鉴别，后者肿块内部呈高回声，如为低回声血管瘤，其边界也为高回声或强回声。转移性肝癌与原发性肝细胞肝癌鉴别：原发性肝癌以单发多见，而转移性肝癌以多发病灶为主。原发性肝癌以低回声或结节状回声为主，而转移性肝癌以"牛眼征"回声为主。转移性肝癌病灶内部和周边一般无血流信号，而原发性肝癌病灶内部及周边通常可检测到血流信号。原发性肝癌常伴有不同程度的肝硬化，且易发生门静脉

癌栓，而转移性肝癌则伴有其他部位的原发肿瘤。

59. E 转移性肝癌的声像图表现为常见多发，大小相近，典型图像呈"牛眼"征或"同心圆"征，形状可以是圆形或椭圆形，边界清晰。

60. B 急性胰腺炎的超声表现通常包括胰腺的弥漫性肿大，水肿型回声减弱，出血坏死型呈强回声或强弱混合不均。胰管串珠状扩张可见于慢性胰腺炎；胰腺合并囊肿可能是慢性胰腺炎的后果；胰管内结石可见于慢性胰腺炎或胰管结石；小网膜囊积液可见于腹膜炎等情况，与急性胰腺炎的超声表现不符。

61. D 血、尿淀粉酶是急性胰腺炎的主要实验室指标，其升高是诊断急性胰腺炎的重要依据。

62. E 在超声声像图中，胰腺腺体变薄是胰腺萎缩的直接征象。急性胰腺炎的间接征象通常包括胆囊壁增厚、脾静脉细窄、胰管扩张和后腹膜皂化灶形成。

63. A 根据患者的症状和体征，考虑可能的诊断为锁骨下动脉狭窄，引起上肢动脉供血不足，应检查上肢动脉、锁骨下动脉的情况，进一步明确诊断。首先应选择进行上肢血管超声检查。上肢血管超声检查可以评估颈动脉和上肢动脉的血流情况，包括检测是否存在颈动脉狭窄或闭塞，判断血管病变的程度和范围，并评估脑供血不足的程度。

64. B 根据题干，可能为锁骨下动脉盗血综合征，超声检查表现以椎动脉频谱改变为主，根据狭窄程度不同，可以分为隐匿型、部分型和完全型盗血。椎动脉在不同分型中的多普勒频谱表现不同，选项A、选项C为隐匿型盗血的椎动脉频谱表现，选项D为完全型盗血的椎动脉频谱表现，选项E为部分型盗血的椎动脉频谱

表现。

65. B 锁骨下动脉盗血综合征是指锁骨下动脉狭窄或闭塞后，通过其他血管逆向供血到脑部的情况。在这种情况下，血液可以通过颈内动脉系、基底动脉环、后交通动脉来反向灌注患侧椎动脉，以保证脑部的血供。

四、案例分析题

66. ABD 在左侧卧位下，胆囊颈部的结石更容易被探测到，因为结石会下沉到胆囊腔内。有助于评估胆囊结石的情况。此外，左侧卧位还有利于显示胆总管的下段，因为重力作用使得胆总管下段更容易被显示出来。观察大片混响伪像有无向右肝前方及右膈下移动，可以帮助判断是否存在腹腔积液或其他异常情况。

67. BCDG 采取半坐位，使肝脏下移，覆盖胰腺，以肝脏作为透声窗，并推移充气的横结肠，便于显示胰腺。高频探头穿透力较低频探头差，所以用高频探头更不易显示胰腺。组织谐波成像并不能消除气体对胰腺显示的干扰。患者有溃疡病史，不能排除胃肠管穿孔，因此不能饮水。脾静脉始终紧嵌在胰体尾部的后方，所以可以利用 CDFI 寻找脾静脉，以其为标记寻找胰腺尾部。适度加压将胰腺区的胃肠压扁或移位，消除胃肠气体干扰，减小探头与胰腺间的距离，便于显示胰腺。当二维超声不能显示胰腺时，超声造影同样不能显示胰腺。

68. ABCDEG 患者胆囊多发结石，伴胆囊体积饱满，胆囊壁增厚，腹痛，应考虑患有急性胆囊炎。患者有腹腔积液，腹腔游离气体不除外，也应考虑继发于急性胆囊炎或十二指肠溃疡穿孔引起的急性产气菌性腹膜炎。患者既往有十二指肠溃疡病史，超声发现上腹部及右肝包膜表面出现大片混响伪像（多次反射），可能为

游离气体，故应考虑十二指肠溃疡穿孔。患者饮酒后急性腹痛，进行性加重，有胆囊结石，虽然胰腺显示不清，但应考虑饮酒引起的急性胰腺炎或胆源性急性胰腺炎。急性门静脉血栓可发生急性腹痛。腹部超声检查肝脏未见异常，所以不考虑肝脓肿。患者有胆囊结石，胆总管上段宽 7 mm，下段显示不清，虽然肝内胆管不宽，但不能完全除外胆总管下段结石梗阻。患者的症状与脾梗死不符。

69. EF 胸腹联合透视可以判定是否有腹腔游离气体。腹腔镜探查可以判断是否有急性十二指肠溃疡穿孔，并进行手术。

70. ACDFG 吻合口漏一般发生在胃切除术后一周内，临床表现为高热，全身中毒症状，腹痛等，可以引起腹膜炎。患者无急性门静脉血栓的表现。超声检查发现肝内大量强回声，沿门静脉分布，随体位改变移动，符合门静脉内积气表现。门静脉内积气可能是由肠坏死引起，肠道内的气体进入肠壁内的小血管，继而进入门静脉。患者血淀粉酶不高，不符合急性胰腺炎表现。肠坏死可以通过门静脉系统引起肝脓肿，或急性胆囊炎直接累及肝脏引起肝脓肿。总胆红素不高，不符合胆管梗阻的表现。

71. CEF 心悸、气短和不能平卧是心脏相关的症状，因此入院后应进行心脏相关的检查。心电图可以检测心脏的电活动，超声心动图可以评估心脏结构和功能，胸部 CT 可以帮助排除其他可能的心脏疾病或肺部问题。

72. ABCDEG 频发房性期前收缩可能暗示心脏存在某种异常。在超声心动图检查时，需要关注心脏的各房室大小、心包内有无异常回声、各瓣膜的形态和活动、室壁厚度和运动幅度、心腔内有无异常回声以及有无异常血流信号。这些检查可以

帮助评估心脏的结构和功能，发现任何异常情况。

73. DF 右心房转移瘤是指癌细胞从其他部位转移至右心房。患者有左侧乳腺癌病史，而超声心动图显示右心房靠近下腔静脉口处有不规则团状回声延伸入下腔静脉，这与右心房转移瘤的表现相符。大量心包积液是指心包腔内积聚过多的液体，超声心动图显示心包腔内可见大量无回声区，这表明存在大量心包积液。

74. BCD 根据患者的临床症状和乙肝病史，应检查肝、脾，同时该患者右上腹不适可能与胆囊和脾脏有关，因此也需要重点检查胆囊的形态、壁厚、有无胆囊息肉和胆囊结石，以及脾脏的大小、回声和有无异常。

75. BDEF 中晚期肝硬化时声像图表现为右叶萎缩，左叶或尾状叶代偿性增大，肝被膜不光滑，肝实质回声增粗、增强、不均匀，肝静脉细窄为灵敏的指标。胆囊壁增厚和胆囊侧壁可见等回声赘生物可能表示慢性胆囊炎和胆囊息肉的存在。脾厚径47mm表明有脾大。

76. AD 门静脉右支充满稍高实性回声可能表示门静脉形成了血栓。乙肝病史和临床症状中的体重下降明显可能是血栓形成的原因之一。由于超声检查显示肝右叶纹理结构紊乱，回声不均，表明还存在癌栓的可能性。乙肝病史和临床症状中的体重下降明显也增加了癌栓的可能性。

77. ACD 该患者肝内未见明确占位，可排除选项A、C、D。门静脉有栓子形成，此时该患者门静脉压力增高，不需要排除。门静脉癌栓、血栓形成，肝内门静脉支不能正常显示易造成门静脉海绵样变性，也不需要排除。弥漫型肝癌多在肝硬化基础上发生，由于其癌细胞具有浸润性生长的特点，难以形成结节或肿块，超声

检查往往未发现具体肿块而已经直接侵犯门静脉并形成癌栓，不需要排除。

78. ABCDE 根据超声检查结果，观察门静脉管壁的规整性、清晰性、残缺性和破坏性是鉴别门静脉血栓和癌栓的重要指标。门静脉癌栓通常会导致门静脉管壁的不规整、清晰度降低、残缺或破坏，而血栓则可能导致门静脉管壁的局部增厚和变形。栓子内是否有搏动性血流也是鉴别门静脉血栓和癌栓的重要指标，因为搏动性血流通常提示癌栓的存在。

79. ABCD 根据患者的症状和体征，可能的诊断是急性胰腺炎、急性胆囊炎、胆总管结石、急性阑尾炎，这些疾病都可以引起上腹部剑突下疼痛，并伴有恶心、呕吐。为了确诊，需要进一步评估和检查。急性心肌梗死通常表现为胸痛，放射到左臂或颈部，伴有呼吸困难和冷汗等症状，与患者的症状不符。肠梗阻通常表现为腹痛、腹胀、呕吐、便秘等症状，患者的腹部听诊肠鸣音为阴性，与肠梗阻的体征不符。

80. ABCDE 血常规可以评估炎症指标，如白细胞计数和C-反应蛋白，以帮助判断是否存在炎症或感染。血、尿淀粉酶可以帮助排除急性胰腺炎的可能性，因为急性胰腺炎常伴有血清淀粉酶和尿淀粉酶的升高。上腹部超声检查可以评估胆囊、胆总管和胰腺的结构，以帮助确定是否存在胆囊炎、胆总管结石或胰腺炎等疾病。心电图可以排除急性心肌梗死的可能性，因为急性心肌梗死常伴有心电图改变。超声心动图可以评估心脏结构和功能，以帮助排除心脏疾病的可能性，如心肌梗死或心脏瓣膜疾病。出现急腹症不适宜做上消化道钡餐。

81. D 超声检查是排除胆道结石的首选影像检查，它无创、无放射线，可以直

接观察胆囊和胆道，对胆结石、胆囊炎等疾病有很高的敏感性和特异性。CT、MRI、ECT、内镜超声和胆道造影在特定情况下可能需要进行，但在此情况下，由于怀疑胆道结石，超声是最合适的选择。

82. ABCDEF 临床诊断考虑胆源性胰腺炎，患者需要卧床休息，以减轻疼痛和不适。由于患者伴有恶心和呕吐，胃肠减压可以减轻胃肠道的压力，缓解症状。患者应禁食，以避免刺激胆汁分泌和胆道运动，减轻症状。为了缓解疼痛，可以给予解痉止痛药物，如非甾体抗炎药。全身支持疗法包括纠正水、电解质失衡，保持水平衡，补充液体和电解质。若患者病情严重，还需考虑行胆囊切除手术。

83. A 胆囊切除术是治疗急性胆囊炎的首选手术方法。即使在手术过程中未发现胆囊内有结石，但患者有严重的急性胆囊炎，胆囊切除术仍然是最适合的选择。胆囊切除术可以彻底解决胆囊炎的问题，并避免复发和并发症的发生。

84. C 根据患者的症状和实验室检查结果，最可能的诊断是急性胰腺炎。急性胰腺炎通常表现为进食油腻餐后上腹部疼痛，伴恶心、呕吐等症状。实验室检查中，血淀粉酶水平升高，提示胰腺损伤。

85. E 在急性胰腺炎过程中，胰腺组织损伤导致液体积聚，形成假性囊肿。胰腺周围的液体可能会积聚，形成胰腺周围积液。严重的胰腺炎可能导致胰腺内的感染形成脓肿。急性胰腺炎时，胰腺周围的炎症反应可能导致脾静脉栓塞。长期慢性胰腺炎可能导致胰管内结石的形成，因此胰腺结石为慢性胰腺炎的表现。急性胰腺炎可能导致胆管炎或胆囊炎，进一步引发胆道梗阻。

86. A 胆道疾病是我国急性胰腺炎最常见的病因，特别是胆石症。其他病因还包括酒精、高脂血症、药物等。

87. B 在评估胰腺炎严重程度时，常使用的影像学检查方法包括增强CT、超声、超声造影和MRI。这些影像学检查可以提供更详细的胰腺结构信息，评估胰腺的炎症程度、坏死程度以及是否存在并发症等。平扫CT也可以用于评估胰腺炎的严重程度。X线平片对于评估胰腺炎严重程度并不常用，因为胰腺的结构在X线平片上不易观察到，无法提供足够的信息来评估胰腺炎的严重程度。

88. ABCD 患者的症状和体征可能与阑尾炎相关，但也需要排除其他可能的疾病，如回盲部肿瘤和右附件疾病。超声检查对阑尾的显像受到多种因素的影响，包括阑尾的位置、形态、大小以及肠管内的气体。这些因素可能导致超声检查出现假阴性结果，不能完全排除阑尾炎的可能性。在超声检查中，使用高频探头可以提供更清晰的图像，对于观察阑尾的细节更有帮助。阑尾炎的发病通常与阑尾内的梗阻和细菌感染有关，这些因素可以导致阑尾内压力增加，引起炎症反应和症状。化脓性或坏疽性阑尾炎会导致病变周围的积液。阑尾炎通常会导致肠管扩张。

89. BDE 鉴于阑尾的解剖特点，盲肠、腰大肌和髂动静脉可帮助寻找病变。由于盲肠位于右下腹部，与症状和体征相符，触诊盲肠区域可以检查是否存在明显的压痛和反跳痛。腰大肌位于腹膜后，当腹膜后炎症波及到腰大肌时，患者可能会有腰大肌叩痛。髂动静脉位于盲肠旁，当盲肠炎症波及髂动静脉时，患者可能会出现髂动静脉压痛。

90. ABCDEF 阑尾壁少量血流信号是阑尾炎的常见表现，说明阑尾炎导致局部血流增加。阑尾周围炎是阑尾炎的典型征象，表现为阑尾周围的脂肪组织水肿和炎症。肠间少量积脓是阑尾炎的一种合并症，表现为阑尾周围的脓液积聚。右下腹多发淋巴结肿大可能是由阑尾炎引起的淋巴结炎症反应。阑尾腔内粪石回声是阑尾炎的一种特殊表现，阑尾腔内的粪石可以导致阻塞和炎症。右下腹肠管扩张可能是因为阑尾炎引起肠蠕动减弱和肠梗阻。

91. ABCEF 根据患者的症状和超声检查结果，推断患者可能患有阑尾炎。由于炎症反应，阑尾周围可能会出现积液。炎症引起的阑尾肿胀和充血会导致阑尾形态不规则。炎症反应可能导致阑尾与周围组织粘连。由于炎症和积液的存在，肠间的液体可能会显示透声不好。炎症反应引起的阑尾肿胀和充血可能导致阑尾区出现包块回声。

92. AB 根据患者的症状和超声检查结果，患者的右下腹疼痛、压痛和反跳痛提示可能存在腹腔脓肿。超声检查显示右下腹有盲端的低回声管状结构，管腔内出现密集点状弱回声，这是阑尾炎的典型超声表现。手术后高热不退，肝右叶肿大，内出现边界欠清的低回声，不规则液化坏死以及膈肌与肝表面带状低无回声，这些表现提示可能存在肝脓肿和膈下脓肿。

93. D 根据超声检查结果，双侧附件区可见较大的囊实性团块，囊内可见多发分隔，实性部分显示丰富的血流信号，伴中等量腹腔积液，这些表现提示可能为卵巢癌。

94. AF 对于卵巢肿瘤的常规筛查方法，血清 CA125 是一种常用的肿瘤标志物，在卵巢癌的诊断和监测中有一定的价值。超声检查也是常规筛查方法之一，可以提供初步的肿瘤影像信息。

95. ABDE 卵巢肿瘤常见的并发症包括恶变（恶性转化）、感染、破裂和蒂扭转。机化也可以发生在卵巢肿瘤中，但相

对较少见。液化是囊肿常见的并发症，而不是卵巢肿瘤的常见并发症。

96. BDEF 根据 BI-RADS 分类系统，BI-RADS 4c 类表示高度可疑恶性肿瘤，需要进一步评估。符合 BI-RADS 4c 类诊断的描述是选项 B、D、E、F。选项 A，边界光滑、有包膜、回声均匀、后方回声增强通常与良性肿瘤相关。

97. ACD 根据超声报告中的描述，右乳外侧低回声肿块，BI-RADS 4c 类，建议该患者进一步选择的检查有以下几种：钼靶 X 线、超声引导下穿刺活检、乳腺 MRI。钼靶 X 线检查是诊断乳腺疾病的首选和最简便的无创性检测手段。乳腺 CT 在乳腺肿块的评估中用途有限，因此不是首选。超声引导下穿刺活检可以进一步确定肿块的性质，是常用的确诊方法之一。乳腺 MRI 可以提供更详细的乳腺结构信息和肿瘤的多参数评估，可以用于肿瘤的定位和分期，是常用的乳腺肿瘤评估方法之一。颅脑 CT、消化系统超声与乳腺肿块无关，不适用于该患者。

98. ABCD 乳腺癌可以通过血液循环扩散到肝脏，因此需要检查肝脏是否有转移病灶。乳腺癌的转移常发生在腋下淋巴结，因此需要检查双侧腋下是否有淋巴结肿大。锁骨上窝也是乳腺癌转移的常见部位，需要检查是否有转移病灶。虽然乳腺癌不常转移至子宫和双附件，但在女性患者中，需要排除其他妇科问题。乳腺癌通常不会转移至肾脏，也不会转移至胰腺。

99. B 根据肝脏超声检查的表现，提示肝脏存在脂肪沉积，最可能的诊断是不均匀脂肪肝。

100. ABCD 超声造影可以通过注射造影剂来评估肝脏血流动力学，帮助鉴别肿块的性质。肿瘤标志物检测可以检测血

液中特定肿瘤标志物的水平，如 CA19 – 9、CEA 等，以辅助肿瘤的诊断。增强 MRI 和增强 CT 可以提供更详细的肝脏结构和血流动力学的信息，帮助鉴别肿块的性质。

血、尿常规主要用于评估肾功能，对于肝脏异常的诊断没有直接帮助。胆囊水成像主要用于评估胆囊结石和胆囊炎等胆囊疾病，对于肝脏异常的诊断没有直接帮助。

全真模拟试卷（五）答案解析

一、单选题

1. A 彩色多普勒血流显像中，血流方向通常使用红色和蓝色来表示。红色表示血流朝向探头，蓝色表示血流背离探头。这是因为彩色多普勒技术中，红色和蓝色是最常用的颜色编码，明亮通常用于表示高速血流，暗淡通常用于表示低速血流。

2. E 在乳房肿块内检测彩色血流信号并测速时，较高的频率可以提高超声波的分辨率，可以更准确地显示和测量血流信号。频率越高，分辨率越高，对小血管的检测和测速更为敏感。

3. C 多普勒频移是指超声波在与运动的物体相互作用时，频率发生的变化。它与物体的速度、声速和探头发射频率有关。根据多普勒效应的公式，多普勒频移与物体速度和声速的乘积成正比。而探头发射频率是超声波的基准频率，它决定了多普勒频移的量级。当探头发射的频率越高，多普勒频移也会相应增加，二者成正比关系。

4. A 当多普勒频移（f）大于 1/2 脉冲重复频率（PRF），就会出现频谱信号倒错，故 PRF/2 是测量 f 的极限，称为尼奎斯特频率极限。

5. D 在超声引导下行外周静脉穿刺时，理想的血管应该是充盈的、表浅的、管腔大、离动脉较远。深处的血管不符合理想的条件，因为深处的血管较难穿刺和观察。

6. D 在胸骨上窝主动脉弓短轴切面，可显示右肺动脉狭窄。

7. E 胸骨左缘可探测到一垂直静脉，其内血流上行，经无名静脉回流入右侧上腔静脉，这是肺静脉异位引流心上型的典型表现，其中的垂直静脉是异常引流的肺静脉血液在胸骨左缘汇合形成的。血液经过无名静脉回流入右侧上腔静脉。

8. D 在正常情况下，主肺动脉和主动脉是分开的，可以在不同的切面图上分别显示。然而，在永存动脉干的情况下，主肺动脉没有从主动脉分离出来，无法在不同的切面图上显示独立存在的主肺动脉或其分支，只能从动脉干处显示其存在。

9. E 镜像右位心是一种罕见的先天性心脏畸形，其特点是心房反位，心室左祥。同时，心室位置也发生了互换，即左心室在右侧，右心室在左侧。此外，心尖位于胸腔右侧，而肺动脉与右心室连接，主动脉与左心室连接。

10. C 肱静脉血栓形成是指肱静脉内形成血栓，导致血液循环受阻，如果血栓脱落并进入肺动脉，就会引起肺动脉栓塞。

11. D 胸腔积液是由于胸腔内的炎症反应引起的液体积聚。炎性感染可以导致胸腔腔隙内的炎症反应，使液体从血液循环中渗出到胸腔腔隙中，从而形成胸腔积液。

12. A 横沟为第一肝门所在，内有肝左右管、门静脉、肝固有动脉、淋巴管和神经通过。

13. A 锁骨下动脉盗血综合征是由于一些病因引起的椎动脉血液逆流，导致椎基底动脉供血不足所产生的综合征。锁骨下动脉椎动脉开口前或无名动脉狭窄、主动脉缩窄、上肢动静脉瘘等可引起锁骨下动脉压力下降，从而引起受累侧椎动脉血液逆流。锁骨下动脉椎动脉开口后严重狭窄不会引起椎动脉逆流。

14. D 甲状腺癌的超声表现通常为实性肿块，而不是囊性肿块。甲状腺癌的超声表现常见散在微钙化点、肿块边界不规则、肿块后方可有声衰减、体积大的病灶可见丰富的血供。

15. C 乳腺纤维囊性病变是一种常见的乳腺疾病，其临床表现包括乳房胀痛、乳房结节等。月经期乳房胀痛是乳腺纤维囊性病变的典型表现。乳头血性溢液是乳腺导管扩张的症状；乳头内陷是乳腺导管内腺体增生的症状；橘皮征和酒窝征是乳腺癌的表现。

16. E 腹主动脉夹层动脉瘤的声像图特征包括纵切面腹主动脉内出现细条带状回声，将腹主动脉分为真、假两腔；横切面腹主动脉呈"双环"征；腹主动脉可继发扩张，内径增宽；彩色多普勒血流显像真腔内血流单色较亮，假腔内血流较暗且不规则。

17. A 肾囊肿是一种常见的肾脏病变，通常为良性病变。根据声像图特征，肾囊肿呈圆形，边界清晰，整齐光滑，直径为1.0cm。肿物内无回声，后方回声明显增强。

18. A 风湿性二尖瓣狭窄是由于风湿热引起的二尖瓣瓣叶和瓣环的炎性损伤，导致瓣膜变厚、僵硬和狭窄。患者的呼吸困难症状以及X线显示的"梨形"心影是典型的风湿性二尖瓣狭窄的表现。心电图上的二尖瓣型P波也支持这一诊断。此外，超声心动图显示左心房内血栓形成也是风湿性二尖瓣狭窄的常见并发症之一。

19. B 根据超声检查结果，左室心肌肥厚，厚度约为12mm，同时在频谱多普勒超声中显示主动脉跨瓣血流速度为

3.0m/s，平均压差为23mmHg，瓣口面积为1.75cm²。这些结果表明患者存在主动脉瓣狭窄的迹象。瓣口面积（cm²）>1.0为轻度狭窄，1.0～0.7为中度狭窄，<0.7为重度狭窄。

20. D 扩张型心肌病超声可表现为全心扩大，大心腔，小开口，室壁运动弥漫性减弱，二、三尖瓣口轻度反流。而主动脉瓣提前关闭通常出现在梗阻性肥厚型心肌病，不是扩张型心肌病的超声表现。

21. B 根据患者的症状和超声检查结果，最可能的诊断是肾结核。肾结核是一种常见的慢性肾盂肾炎，常表现为尿频、尿急、尿痛等症状。该患者超声检查显示右肾轻度肿大、实质结构紊乱、多个大小不等的不规则液性腔及钙化灶，部分液性腔相通并与扩张的肾盂沟通，液性腔及肾盂壁不规则，右输尿管全程扩张，膀胱壁弥漫性增厚、僵硬，容积明显缩小，这些都是肾结核的典型表现。

22. B 溃疡型胃癌的典型声像图表现为肿瘤表面可出现不规则凹陷，凹底部不光滑、溃疡深大，边缘隆起不规则，并部分可见"火山口"征，肿瘤界限清楚局限，周围浸润不明显。

23. D 单绒毛膜双胎是双胎输血综合征诊断的先决条件，双胎输血综合征只出现于单绒毛膜双胎。Ⅳ期是指在超声检查中，一胎出现明显的水肿，而另一胎出现贫血和低血容量的表现。

24. D 患者右侧颈部淋巴结发现恶性肿瘤转移征象，应关注的部位是甲状腺。甲状腺是颈部淋巴结常见的转移来源之一。

25. E 静脉瓣膜功能不全多发生在下肢静脉。彩色多普勒检查时应适当降低平均速度，观察下肢静脉血流方向、血流充盈情况及色彩明暗。在Valsalva试验或远端加压试验时，根据下肢静脉是否存在反

流及持续时间判断有无静脉瓣功能不全，反流持续时间小于 1s 为可疑瓣膜功能不全，反流时间大于 1s 可诊断为瓣膜功能不全。

二、多选题

26. BCD 如果滤波器频率过低，可以导致血流信号的混淆和扩散，使其"溢出"血管外。彩色增益控制彩色血流图像中信号的强度，如果彩色增益设置过高，会使血流信号过饱和，超出血管轮廓，导致信号"溢出"血管外。如果对高速血流使用过低速度标尺，血流信号的速度可能会超出标尺的测量范围，导致信号"溢出"血管外。

27. BCE 在散射过程中，小障碍物可以成为新的声源，重新发射超声波。绕射是指超声波绕过障碍物的边缘行进，而不是直接通过障碍物。散射发生的前提是障碍物的大小明显小于波长，这样超声波才能够散射。发生绕射的条件是障碍物的大小与波长相当或大于波长。散射回声强度与入射角无明显关系，因为散射是非定向性的。

28. AC 超声波指向性的优劣可以通过近场长度和扩散角来评估。近场长度是指从超声源开始，超声波传播到达近场区域的长度。较长的近场长度意味着超声波的指向性较差。扩散角是指从超声波束的轴线开始，到达声压级下降 20dB 的角度范围。较大的扩散角意味着超声波束的散射较大，指向性较差。

29. ABCE 频谱多普勒技术是一种通过显示血流速度随时间的变化曲线来观察血流情况的技术。它主要用于测量血流速度、确定血流方向、判断血流性质以及获得速度时间积分、压差等血流参数。频谱多普勒技术并不能直接用于了解组织器官结构。频谱多普勒主要关注血流的动态情

况，通过观察血流速度随时间的变化来了解血流情况。如果需要了解组织器官的结构，通常需要使用其他超声检查技术，如 B 超、彩色多普勒血流成像等。

30. ABD 在主－肺动脉间隔缺损或动脉导管未闭的存在下，会导致左心室负荷增加，从而引起左心室扩大。在超声心动图上，可以观察到室间隔和左心室后壁的运动幅度增大，这是由于血液通过主－肺动脉间隔缺损或动脉导管未闭的通道流入肺动脉，造成左心室的负荷增加所致。主－肺动脉间隔缺损和动脉导管未闭都会导致两组半月瓣（主动脉瓣和肺动脉瓣）受到影响，通常在超声心动图上可以观察到两组半月瓣的异常。

31. BDE 窦瘤破入右心房后，窦瘤壁与右心房之间的回声会中断，形成一个窦瘤入口。破入右心房的右冠状窦瘤会导致右冠状窦壁变薄并向右心房膨出，形成囊袋样结构。由于右冠状窦瘤的破入，可能会造成主动脉瓣关闭不全，导致血液从主动脉反流回左心室。

32. BE 左心房内常存在隔膜，这个隔膜上通常有交通口，使得左心房的两个腔室可以互相通连。在左侧三房心中，左心房内常出现异常隔膜样结构，如条状回声或线状回声。由于存在隔膜，左心房被分为两个房腔。然而，左侧三房心并非均存在房间隔缺损和肺静脉异位引流。

33. ACD 二维超声成像可以提供左心室的结构图像，包括心腔大小、室壁运动和室壁厚度等信息，以评估整体收缩功能。组织多普勒成像可以定量评估心肌组织的运动速度和变形，用于评估左心室的收缩功能，它可以提供更精确的心肌运动信息，有助于检测心肌梗死后的功能障碍。三维超声成像可以提供更全面和立体的心脏图像，包括左心室的结构和功能，它可

以用于评估整体收缩功能和心室壁运动情况。

34. BCE 在收缩期，真腔通常会因为收缩时的血液冲击而扩张。假腔通常会有血栓或血液积聚，因此在超声图像上可以观察到云雾状低回声或血栓回声。在连续中断处，如果在舒张期可以观察到血液流入的腔，那么这个腔很可能是假腔。彩色多普勒超声可以显示血流速度和方向，但不能直接用来鉴别真、假腔。

35. ABDE 在肝硬化的早期阶段，肝脏形态可能仍然正常或轻度增大，随着疾病的进展，肝脏会逐渐变小。肝硬化会导致肝表面的纤维化和结缔组织增生，使得肝表面变得不平整。在肝硬化的超声图像中，肝实质回声通常是不均匀的，呈现出散在的点状或斑点状回声。肝硬化会导致肝静脉管腔的狭窄，这可能是由于纤维组织增生和静脉压力增加所致。肝硬化会导致门静脉阻塞，从而引起门静脉主干和左、右支的扩张。

36. ABDE 高回声型血管瘤在超声图像中呈现为明显的高回声，在形态上与周围正常肝组织有明显的对比。低回声型血管瘤在超声图像中呈现为低回声，周边常有线状高回声环绕。肝血管瘤内部的血流信号较少，通常不会在超声图像中显示出明显的血流信号。直径大于 5cm 的肝血管瘤在超声图像中可能呈现为混合回声，即同时包含高回声和低回声成分。超声造影通过注射造影剂来观察血流的动态变化，血管瘤的超声造影表现为从周边向中心的向心性强化，并在注射造影剂后逐渐消退，呈现"慢进慢退"的特征。

37. ABCE 门静脉海绵样变性是一种罕见的门静脉病变，其特点是门静脉内出现海绵样的扩张和变形。由于门静脉内海绵样的改变，造成门静脉不全或完全阻塞或回流不畅，造成门静脉远端压力增高，导致侧支循环形成。门静脉周围或管腔内见网格状无回声是超声检查中常见的门静脉海绵样变性的表现。门静脉海绵样变性时，门静脉的正常结构会消失。由于门静脉阻塞或回流不畅，脾静脉和肠系膜上静脉成为侧支循环的一部分，因此会增粗。

38. AC 残角子宫妊娠的声像图特征包括：①正常子宫一侧上方见圆形包块，内见胎囊及胎芽，周围可见肌层回声；较大时可见成形胎儿，但宫壁较薄。因此，超声特点为发现偏向一侧盆腔的妊娠包块，另一侧见相对正常的子宫。②妊娠囊周围内膜层与正常宫颈管不相通。③正常子宫腔内可见厚蜕膜回声（内膜增厚）或假孕囊回声。

39. ABCDE 卵巢癌通常表现为盆腹腔内较大肿块，可为双侧性。其肿块形态通常不规则，边界也不清晰，内部常有分隔形成的带状回声，其厚薄不均，回声杂乱。在卵巢癌的超声声像图中，还可以发现肿瘤的腹膜种植、肝转移等异常情况。

40. ABCD 左心发育不良综合征的超声表现：①左心室腔狭小或闭锁：四腔心切面显示左、右心腔比例明显不对称，左心房内径小，左心室壁增厚，心腔狭小，甚至心腔闭锁呈肌性团块样回声，右心房、右心室腔明显扩大。②二尖瓣、主动脉瓣狭窄或闭锁：在四腔心切面中，可见二尖瓣瓣口狭小，或未见明显瓣叶启闭活动。而在左室流出道切面和心底大动脉短轴切面中，则显示主动脉瓣环较小，瓣叶开放受限或无启闭活动。彩色多普勒可见二尖瓣、主动脉瓣瓣口血流束细小或无血流通过。③升主动脉及主动脉弓发育不良或离断：在三血管-气管切面、左室流出道切面、主动脉弓长轴切面中，可见到升主动脉和主动脉弓内径细小或连续中断，或者主动脉近心段呈条索样闭锁，肺动脉及动脉导管明显增宽。主动脉严重狭窄或闭锁时，彩色多普勒可见动脉导管血流逆行灌注主动脉弓和升主动脉。

41. ABCDE 在胎儿心脏超声四腔心切面，超声检查可以评估心腔的大小，包括左右心室和左右心房；可以观察和评估房室瓣的结构和功能，包括二尖瓣和三尖瓣；可以观察到肺静脉的进入位置和情况；可以评估房间隔和室间隔的结构和完整性。在胎儿时期，还可以观察到胎儿心脏的静脉导管，这是连接肺动脉和主动脉的血管，在胎儿期起到重要的血液分流作用。

42. ABCD 一次妊娠同时有两个或两个以上的胎儿，称为多胎妊娠，其中以双胎最为常见。近年来，随着试管婴儿和促排卵技术的应用不断增多，多胎妊娠的发生率也不断增多，临床上遇到的复杂性多胎妊娠也越来越多。多胎妊娠并发症多，早产发生率及围产期死亡率高。多胎妊娠在早孕期可以通过超声检查来进行早期诊断。

43. ABCE Dandy - Walker 畸形是一种特殊类型的脑畸形。常见的超声表现有：①小脑蚓部缺失、第四脑室与后颅窝池扩张，可伴有侧脑室及第三脑室扩张；分为三型。②典型的 Dandy - Walker 畸形：小脑蚓部完全缺失，两侧小脑半球分开，颅后窝池增大，第四脑室增大。③Dandy - Walker 变异型：小脑下蚓部发育不良伴或不伴有颅后窝池增大。④单纯性颅后窝池增大，小脑蚓部和第四脑室正常。⑤常合并其他异常。Dandy - Walker 畸形越典型，预后越差。

44. ABCDE 葡萄胎检查可发现子宫明显大于妊娠月份，质地柔软，子宫呈妊娠 4~5 个月大小时，仍听不到胎心，触不到胎体。此外，血或尿中绒毛膜促性腺激素水平显著增高，常合并卵巢黄素化囊肿。葡萄胎的声像图常显示为蜂窝状的结构，这是其特异性超声表现之一。刮宫后黄素化囊肿的存在可为葡萄胎的指标之一，但不能作为诊断恶性葡萄胎的唯一依据。诊断恶性葡萄胎需要综合考虑多个因素，包括临床症状、血液学指标和组织学检查等。葡萄胎和过期流产在声像图上有相似的表现，但通过综合临床和超声检查的结果，可以鉴别出它们的差异。

45. ACE 急性睾丸炎的超声特点有睾丸明显增大，表面光滑；睾丸回声呈均匀或点状低回声；CDFI 示睾丸内血流信号增多。

46. CE 亚急性甲状腺炎的病变区边界不清，但其占位感不明显，内部可见正常血管穿行，应注意与甲状腺癌鉴别。甲状腺癌是甲状腺疾病中最常见的恶性肿瘤。当超声检查显示甲状腺与颈前肌界限不清时，最常见的原因是甲状腺癌的浸润。

47. ACDE 动脉硬化闭塞症常累及大中动脉，而血栓性脉管炎最常累及中小动脉，这是两种疾病的典型特点。动脉硬化闭塞症病变分布一般局限、散在；血栓性脉管炎病变分布一般广泛、弥漫。动脉硬化闭塞症通常与其他慢性疾病有关联，而血栓性脉管炎通常是一种原发性疾病。血栓性脉管炎通常发生在年轻人，而动脉硬化闭塞症更常见于中老年人。动脉硬化闭塞症的彩色血流充盈存在缺损，而血栓性脉管炎的彩色血流呈节段性变细，这是两种疾病在彩色多普勒超声检查中的典型表现。

48. ABC 真性动脉瘤多普勒超声表现为瘤腔内收缩期呈流速缓慢暗红色或暗蓝色，当瘤体较大时，可见瘤体内有红蓝相间的涡流。动脉瘤内呈低速涡流，狭窄处呈高速射流。

三、共用题干单选题

49. E 患者右侧颈部触及无痛性包块，超声检查显示右侧甲状腺叶的低回声团块，纵横比 >1，边界尚清，形态欠规则，内见点状强回声钙化，包块内可见线状血流信号。这些特征提示可能是甲状腺癌。

50. D 超声造影是一种可以评估甲状腺结节血供情况的特殊超声技术。它可以通过注射含有造影剂的溶液，观察结节的血流动态，以帮助鉴别甲状腺结节的良恶性。其他选项如 CT、MRI、三维超声和弹性成像可以提供一些辅助信息，但不能直接明确包块的血供情况。超声造影是目前最常用的评估甲状腺结节血供的方法。

51. B 少量心包积液（<100ml）时，无回声区通常仅局限于左心房室沟和左心室后壁的后方，宽度为 0.5~0.8cm，心脏的前方、侧方以及心尖部一般不出现无回声区。

52. A 大量心包积液（>500ml）时，心脏四周均可出现较宽的无回声区，宽度 >2.0cm，心尖部也可见较多的无回声区。整个心脏在心包腔内明显摆动，似"蛙泳状"，室壁搏动受限。

53. A 心包是包裹在心脏外部的双层膜结构，由心包膜和心外膜组成。心包腔是心包膜的两层之间的空腔，包含少量液体，称为心包液。正常情况下，心包腔内的液体量很少，一般小于 2mm。

54. C 根据叙述，患者的肺动脉瓣反流峰值流速为 2.5m/s，压差为 25mmHg，这表明肺动脉瓣反流并不明显。因此，肺动脉瓣曲线的 a 波应该是存在的，而不是变浅或消失。

55. A 动脉导管未闭的患者，估测肺动脉收缩压 = 肱动脉收缩压 - 大动脉水平收缩期左向右分流峰值压差。因此，本题答案为选项 A。

56. C 肝硬化会导致肝脏结构和功能的严重损害，包括肝脏缩小、包膜不光滑、肝内回声增粗不均等超声表现。此外，肝硬化还会引起门静脉高压，导致门静脉及其分支的血流受阻和改变。彩色多普勒和多普勒超声检查可以显示门静脉内径增宽、颜色血流信号变浅，甚至出现蜂窝状改变和离肝血流。淤血肝通常是由于心脏疾病引起的肝脏血液淤滞，与该患者的病史和超声表现不相符。血吸虫肝损害通常是由于血吸虫感染引起的肝脏疾病，影像学表现主要是肝内卵泡和纤维化改变。特发性门静脉高压症是一种少见的原发性门静脉高压病变，通常没有明显的肝脏疾病或其他病因。弥漫型肝癌通常表现为肝脏内弥漫性的肿块。

57. E 根据超声检查结果，门静脉右支内出现低回声，同时彩色多普勒显示未见血流信号，这提示门静脉右支内可能存在血栓。门静脉血栓形成是肝硬化患者常见的并发症之一，由于肝硬化引起的门静脉高压，使血液在门静脉系统中回流受阻，导致血栓形成。血栓可以部分或完全阻塞门静脉，从而影响肝脏的血液供应和功能。超声伪像是一种超声图像的假象，与门静脉右支内低回声无关。门静脉闭塞是指门静脉完全阻塞，通常引起严重的门静脉高压，超声检查结果不符合完全闭塞的特征。瘤栓是指肿瘤细胞在血管内形成的血栓。门静脉血流速下降是门静脉高压的表现之一，与门静脉右支内低回声的超声表现不符。

58. B 门静脉海绵样变性是肝硬化患者常见的并发症之一，是由于门静脉高压引起的门静脉系统血管扩张和血流改变所致。超声检查结果显示肝门区出现蜂窝状改变，是门静脉海绵样变性的典型表现。

此外，彩色多普勒显示门静脉主干内径增宽，彩色血流信号颜色变浅，也支持门静脉海绵样变性的诊断。食道下段静脉扩张是与门静脉高压相关的一种表现，但与蜂窝状结构的超声表现不符。肝动脉迂曲扩张通常是由于肝硬化引起的肝动脉供血增加，但与蜂窝状结构的超声表现不符。迂曲扩张的胆囊管和迂曲的小胆管通常是由于胆道梗阻或其他胆囊疾病引起的，与患者的病史和超声表现不相符。

59. E 彩色多普勒超声是一种通过声波的频率变化来显示血流方向和速度的技术。在正常情况下，门静脉主干内的血流速度较快，颜色信号较深。当门静脉高压发生时，血流受阻，门静脉血流速度下降，彩色多普勒显示的颜色信号会变浅。彩色多普勒增益太小会导致彩色信号弱化，彩色多普勒量程太大会导致彩色信号超出范围而显示不准确。门静脉血流量增大通常是门静脉高压的表现之一，但和彩色多普勒显示颜色变浅无直接关系。

60. C 根据超声检查结果，胆总管轻度扩张，内见一双线状回声团，呈"平行管征"。这是胆总管内蛔虫症的典型表现。胆总管结石通常表现为胆总管内的强回声或强回声影；胆总管积气通常表现为胆总管内的强回声或强回声影；胆总管内沉积物通常不会呈现明显的双线状回声团；急性化脓性胆管炎通常表现为胆总管扩张和胆管壁增厚。

61. D 胆总管蛔虫症引起的症状通常是间歇性的，且疼痛程度和体征的严重程度可能不一致。因此，本病并不以"症状剧烈、体征严重"为主要特点。胆总管蛔虫症可以导致胆管炎的发生。引起绞痛时常伴有恶心、呕吐等症状。在疼痛的间歇期，患者可能没有明显的异常体征。胆总管蛔虫症的治疗主要是解痉止痛，安蛔利胆，虫体较大者可 ERCP，失败或无条件可手术取虫。

62. C 内镜逆行胆管造影（ERCP）是检查和治疗胆总管疾病的常用方法，可以直接观察胆总管和胆胰管的情况，同时可以进行胆总管造影，以明确胆囊蛔虫的存在及位置。

63. D 根据患者的症状和超声检查结果，左肾静脉明显扩张而位于腹主动脉和肠系膜上动脉之间的左肾静脉明显变窄，最可能的诊断是胡桃夹综合征。胡桃夹综合征是指左肾静脉在腹主动脉和肠系膜上动脉间受机械性挤压后，肾静脉血流回流受阻引起的左肾静脉高压现象。临床主要表现为反复性、发作性血尿或蛋白尿，由于对左肾静脉压迫综合征缺乏认识，常易误诊为肾小球肾炎，但尿红细胞形态为非肾小球性可予以鉴别。

64. D 主动脉左侧方的左肾静脉直径比主动脉正前方的左肾静脉宽 50% 以上，即左肾静脉扩张部直径是狭窄部直径的 2 倍以上可诊断。

65. E 超声是诊断左肾静脉压迫综合征首选的无创性非侵袭性检查，临床主要表现为反复性、发作性血尿或蛋白尿，常易误诊为肾小球肾炎，该病多见于儿童及青春期少年，发病年龄为 4～20 岁，以男性多见。CDFI 示：左肾静脉扩张处血流速度明显低于右侧肾静脉，彩色血流呈暗红色，受压段静脉血流明亮，明显变细。频谱多普勒于左肾静脉受压段狭窄处取样，可见频谱呈"城垛样"改变。心脏收缩时由于肠系膜上动脉和腹主动脉管径增宽，对该段左肾静脉压迫加重，管腔变窄，血流加速；心脏舒张时动脉收缩，对该段左肾静脉压迫减轻，血流速度减慢。胡桃夹综合征的尿红细胞形态可以是非肾小球性。

四、案例分析题

66. ABCE 血常规可以评估患者的贫血情况，肝功能全套可以评估肝功能是否异常。纤维化检查可以评估肝脏纤维化程度，了解病情的严重程度。乙型肝炎病毒定量可以评估病毒复制水平，指导抗病毒治疗。食管－胃底钡剂造影主要用于评估食管静脉曲张，对于评估肝脏病变的程度不是首选检查。上腹部超声可以评估肝脏和脾脏的大小、形态，检查有无肝硬化、脾脏增大等。MRI 对于评估肝脏病变的程度不是首选检查，一般情况下可以选择上腹部超声作为初步评估的检查。

67. ABE 根据患者的病史和体检结果，可疑肝癌。为了明确肿块的性质，进一步可选择的检查有超声造影、CT 增强和超声引导下穿刺。超声造影是一种通过注射含有微小气泡的造影剂，提高肝脏血流的可视化程度，从而更好地观察肿块的血供情况。它可以帮助确定肿块的性质，如良性还是恶性。CT 增强通过给患者静脉注射造影剂，然后进行 CT 扫描来观察肝脏内的病变。它可以提供更详细的肿块形态和血供信息，帮助确定肿块的性质。超声引导下穿刺是一种通过超声引导进行肿块穿刺，获取组织样本进行病理学检查的方法。这是最直接、最准确的方法来确定肿块的性质。MRI 平扫可以提供更详细的肿块形态和组织结构信息，但在肝脏病变的鉴别诊断中，CT 增强更常用。腹部平片和钡剂造影对于肝脏肿块的鉴别诊断没有太大帮助，因此不是首选的检查方法。

68. ABCEF 肝癌的治疗方式包括射频消融、手术治疗、经动脉化疗栓塞（TACE）、靶向药物治疗和肝移植。射频消融是通过导入射频电极，产生高频电流使电极产生热能，从而破坏肿瘤组织。手术治疗是切除肝癌组织的常见方法，可以

通过肝切除术或肝移植术来达到治疗目的。TACE 是将化疗药物通过肝动脉导管注入肝癌血管，同时还可以通过栓塞剂阻断肝癌的血液供应，从而达到治疗效果。靶向药物治疗是利用靶向药物抑制肿瘤生长和扩散的方法，常用的靶向药物包括索拉非尼、雷帕替尼等。肝移植是将健康的供体肝脏移植到患者体内，是治疗晚期肝癌的有效方法，但适应证非常严格。中药治疗在肝癌的治疗中并不是主要的治疗方式。

69. F 患者出现右侧肢体无力伴间断眩晕，与颈动脉夹层动脉瘤的典型症状相符。颈动脉超声检查显示颈总动脉外径明显增宽扩张，管腔内存在线状膜样结构随血流搏动，进一步支持夹层动脉瘤的可能性。

70. D 由于颈动脉夹层动脉瘤的存在，假腔的形成会导致血流通道的狭窄，狭窄程度取决于假腔的大小和位置。根据叙述，血管内的线状膜样结构随血流搏动，说明假腔内有血流通过，且血管狭窄程度较高，在 70%～99% 之间。

71. AEFG 根据左侧大脑中动脉和前动脉血流速度明显减低以及左侧大脑后动脉血流速度升高的结果，可以推测左侧颈内－外动脉侧支开放，以供应左侧脑部。根据左侧眼动脉血流速度减低并伴有低搏动性改变的结果，可以推测左后交通支开放，以供应左侧眼动脉。根据右侧大脑前动脉血流速度相对升高的结果，可以认为右侧大脑前动脉为代偿性增加血流，以弥补左侧脑部血流减低的情况。根据右侧大脑后动脉血流速度正常的结果，可以推测右后交通支未开放。

72. CDF 根据颈动脉超声检查结果，颈总动脉外径明显增宽扩张，管腔内存在线状膜样结构随血流搏动，这可能是由于无名动脉夹层动脉瘤导致的。同时，右侧

锁骨下动脉重度狭窄也可能是夹层动脉瘤的结果。此外，右侧椎动脉重度狭窄也可能导致眩晕症状，尤其是椎－基底动脉供血不足引起眩晕。

73. ACDFG 颈动脉夹层动脉瘤的修复可能会恢复左侧眼动脉的正常血流速度和频谱。颈动脉支架术后可能有助于恢复左侧大脑前动脉的正常血流速度，右侧大脑前动脉的血流速度也可能恢复正常。左侧大脑中动脉的血流速度可能会改善，并且与健侧的搏动指数一致。左侧大脑后动脉的血流速度可能会恢复正常。

74. DE 患者突发性中上腹剧痛，后伴有全腹痛和板状腹，以及压痛和反跳痛，提示可能存在腹腔内的穿孔。胃穿孔和十二指肠穿孔都可以导致此类症状。患者既往偶有上腹不适和反酸的症状，这可能与溃疡病的存在有关。胆囊炎通常表现为右上腹痛，胰腺炎的症状较为严重，阑尾炎常伴有右下腹压痛，肠梗阻、肠套叠和肠重复畸形的症状通常不会表现为突发性的中上腹剧痛。

75. DEFGH 针对胃肠道穿孔，急诊超声应重点检查腹腔内有无游离积气及积液，膈下游离气体可能提示胃肠道穿孔，腹腔内游离液体可能提示胃肠道穿孔引起的腹腔积液。此外，还需观察寻找胃肠道病变所在部位以及局部的病变表现，如胃肠道管壁结构的连续性是否完整、局部管壁有无增厚、局部有无溃疡等。观察胃肠道壁结构的连续性，以排除肠梗阻等胃肠道病变，胃肠道壁增厚可能提示炎症或其他病变；观察胃肠道壁是否存在溃疡，以排除胃溃疡等可能的病变。

76. ADF 根据患者的症状和体征，急诊应进行血常规检查，评估白细胞计数，了解炎症反应和感染程度。立位腹部 X 线片可以检查是否存在肠梗阻、胃肠道穿孔

等急腹症的征象。超声可以评估腹腔器官的结构和功能，检查是否存在胆囊炎、胆石症、肠梗阻等。其他选项（尿常规、粪常规、消化道钡剂造影）在急性腹痛的情况下并不是首选的检查。

77. DEFH 胆囊体积明显增大伴胆囊结石与胃穿孔和十二指肠穿孔无直接关联。胰腺的改变和阑尾的改变与胃穿孔和十二指肠穿孔无直接关联。肝前方可见气体样强回声是胃穿孔和十二指肠穿孔的特征之一，是由于气体进入腹腔导致。下腹腔可见少量积液也是胃穿孔和十二指肠穿孔的表现之一，是由于炎症反应引起的腹腔积液。胃肠道管腔内可见团状强回声伴声影是胃穿孔和十二指肠穿孔的特征之一，是由于穿孔处的气体或液体形成的。胃肠道管壁明显不均匀增厚呈团块状，并凸向腔内，导致管腔狭窄与胃穿孔和十二指肠穿孔无直接关联。胃肠道壁轻度增厚，部分壁连续性中断，周围可见少量液体是胃穿孔和十二指肠穿孔的典型表现之一。

78. AC 结合患者的主诉和检查结果，最可能的超声诊断是膀胱平滑肌瘤和膀胱癌。膀胱平滑肌瘤是膀胱的一种良性肿瘤，通常表现为膀胱壁内局限性的低回声区域。膀胱癌是膀胱的一种常见恶性肿瘤，其典型表现为膀胱壁内可见不规则的低回声区域，并可见到点状血流信号。

79. ABCEF 肿瘤的部位是判断肿瘤分期的重要指标之一，根据肿瘤的位置和侵犯范围，可以判断其是否扩散到膀胱壁及扩散的深度。临床症状也是分期的重要依据之一，根据患者的症状和体征，可以判断肿瘤是否已经转移。肿瘤的大小是判断病变程度和分期的重要指标之一。有无肾积水在肿瘤分期中并不是主要依据。

80. C 根据国际膀胱癌 TNM 分期系统，膀胱癌的 T 分期主要依据肿瘤的侵犯

深度来划分。根据以上超声检查特点，初步分期应属于 T_2 期。T_2 期膀胱癌是指肿瘤已经侵犯到膀胱壁肌层，但尚未侵犯到外界膜。

81. ABC 根据患者的临床表现和超声检查结果，初步怀疑膀胱肿瘤。膀胱镜检查是目前最可靠的膀胱肿瘤诊断方法，可以直接观察膀胱内的肿瘤，进行活检以确定肿瘤的性质和分期。膀胱造影可以显示膀胱的轮廓和异常充盈缺损，但对于早期膀胱肿瘤的检出率较低，因此在诊断肿瘤分期上有一定限制。超声造影结合超声检查可以提供更为详细的膀胱肿瘤信息，包括肿瘤的大小、位置和浸润程度等，有助于分期诊断。经直肠腔内超声、核素显像和 MRI 在膀胱肿瘤的分期诊断上并不常用，通常在其他检查结果不明确或需要更详细的影像信息时才考虑使用。

82. ABDF 膀胱息肉是膀胱内黏膜上的良性肿瘤，症状包括血尿、尿频、尿急等，与膀胱平滑肌瘤和膀胱癌的症状相似。通过膀胱镜检查可以帮助鉴别。膀胱乳头状瘤也是膀胱内的肿瘤，可以引起血尿、尿频、尿急等症状，需要进行鉴别诊断，通常需要通过膀胱镜检查（膀胱镜下活检）来获取组织样本进行病理学检查，以确定肿瘤的类型。精囊炎是精囊的炎症，与膀胱疾病关系不大。膀胱炎是膀胱黏膜的炎症，常见症状包括尿频、尿急、尿痛等，也可能伴有血尿，需要进行鉴别诊断。前列腺增生是男性常见的疾病，通常不会导致膀胱低回声区和点状血流信号。膀胱结石是在膀胱内形成的固体物质，可以引起类似膀胱平滑肌瘤的症状，如血尿、尿频等，需要进行鉴别诊断。超声检查、腹部 CT 扫描或膀胱镜检查可帮助鉴别。

83. ABCDEFG 口渴、多尿和肢端麻木的症状提示可能存在肾上腺疾病。超声检查显示肾上腺低回声肿物，大小约 $22mm \times 18mm$。根据这些症状和检查结果，需要鉴别诊断的疾病包括库欣综合征、原发性醛固酮增多症、肾上腺嗜铬细胞瘤、肾上腺皮质腺瘤、肾上腺皮质腺癌、肾上腺神经母细胞瘤和节细胞神经瘤。

84. BDG 根据患者的症状和超声检查结果，怀疑患者可能患有肾上腺疾病，因此需要进行相关的检查来明确诊断。血常规可以用于评估患者的全血细胞计数和血红蛋白水平，但对于肾上腺肿瘤的诊断并不直接相关。血电解质检查可以帮助确定是否存在电解质紊乱，如高钠血症和低钾血症，可鉴别原发性醛固酮增多症。血脂检查主要用于评估血脂水平，以评估心血管疾病的风险或监测已知的血脂异常病情。肾上腺肿瘤可能导致肾功能损害，因此检查肾功能可以评估患者的肾脏功能是否正常。超声心动图主要用于评估心脏结构和功能，对于肾上腺肿瘤的诊断并不直接相关。胸部 X 线平片可以用于评估肺部情况，对于肾上腺肿瘤的诊断并不直接相关。血醛固酮水平的检查可以用于评估肾上腺肿瘤是否导致醛固酮增多症。

85. BC 根据患者的临床症状和超声检查结果，怀疑患者可能患有肾上腺肿瘤。为明确诊断，需要进行进一步的影像学检查。CT 扫描可以提供更详细的肾上腺肿物的图像信息，有助于鉴别不同类型的肾上腺疾病。放射性核素扫描可以评估肿瘤的功能和代谢情况，有助于判断肿瘤的性质。腹部 X 线平片对于肾上腺肿瘤的诊断价值有限，不是首选的检查方法。超声内镜主要适用于消化道检查；超声造影和静脉肾盂造影主要用于评估肾脏血流和排泄情况；逆行肾盂造影主要用于尿路梗阻的诊断。

86. BCDEG 该患者确诊为原发性醛固酮增多症，由于醛固酮增多可导致血钾降低，可能出现阵发性手足搐搦的症状。醛固酮增多可导致低钾血症，进而影响肌肉的正常功能，导致肌肉软弱无力。由于醛固酮增多导致血容量扩张和心肌细胞对儿茶酚胺敏感性增加，可能出现心动过速的症状。低钾血症可导致神经细胞功能异常，出现神经麻痹的症状。醛固酮增多导致低钾血症，长期影响肾脏功能，可能引发失钾性肾病。低血糖和下肢静脉血栓不是原发性醛固酮增多症的典型表现。

87. B 对于患有阴道流液、血性分泌物等症状的患者，经阴道超声检查可以评估子宫和附件的情况，帮助确定病因。

88. CD 经阴道超声检查不需要充盈膀胱，但有时可以使膀胱稍微充盈，以便更好地定位子宫。在检查前可以取截石位，或使用枕头来垫高臀部，以便更好地插入探头和进行检查。

89. CDE 根据超声检查结果，子宫的大小约为48mm×45mm×40mm，较正常情况下的子宫相对增大。宫腔内显示有无回声区和散在细点状回声，提示可能存在宫腔积液。此外还提示可疑子宫内膜癌。

90. BCF 停经和阴道出血是可能的妊娠指征，首先应进行尿妊娠试验进行初步筛查。如果尿妊娠试验阳性，进一步进行血 β-HCG 检查来明确妊娠。超声检查可以提供关于子宫和附件结构的详细信息，有助于确定妊娠的位置和情况。

91. E 患者尿妊娠试验阳性，但超声检查未见到子宫内妊娠囊，而右侧卵巢有异常回声区和彩色血流，结合症状，可诊断为异位妊娠。

92. AC 异位妊娠属于紧急情况，需要尽早处理以防止发生严重并发症。腹腔镜手术是常用的治疗方法，可以通过腹腔镜在腹腔内进行手术操作。剖腹探查是在必要时进行的手术方法，适用于病情严重

或无法通过腹腔镜手术处理的情况。

93. C 患者突发阴囊疼痛，左侧睾丸稍大且位置在阴囊上方，明显触痛，CDFI 显示左睾丸血流明显减少，这些表现最符合睾丸扭转的特点。

94. BCD 睾丸的血供主要来自睾丸动脉、提睾肌动脉和输精管动脉。这些动脉供应睾丸的血液，提供氧气和营养物质，维持睾丸的正常功能。

95. E 阴囊和睾丸是较小的部位，需要较高的频率来获取清晰的图像。超声检查阴囊及睾丸时，多选用 7~14MHz 的线阵探头，3.5~5MHz 的凸阵探头用于阴囊明显肿大患者的检查。

96. ABCE 睾丸及附睾测量时，通常需要进行纵切面和横切面的测量，以获取更准确的尺寸信息。正常成年人睾丸长径 3.5~4.5cm，厚径 1.8~2.5cm，宽径 2~3cm，正常成年人附睾头部的厚径小于 1cm，尾部的厚径小于 0.8cm。在测量时，患者不需要屏住呼吸，但应该保持相对的静止，以避免测量误差。嘱患者做 Valsalva 动作，以利于精索静脉曲张或隐睾的诊断。多次测量可以提高测量的准确度，尤其是在出现异常或可疑结果时。膀胱充盈与睾丸和附睾的测量无直接关系，因此不需要在膀胱充盈时进行测量。

97. A 睾丸被膜自外向内依次为鞘膜脏层、白膜、血管膜。鞘膜脏层是睾丸被膜的最外层，紧贴睾丸表面；白膜是中间层，包裹着睾丸；血管膜是最内层，贴近睾丸组织，内含睾丸动脉和静脉。

98. BC 根据患者的症状和体征，最可能的诊断是深静脉血栓形成和动脉受压搏动减弱。

99. ABCD 为了明确诊断，可以进行以下检查：计算机断层血管造影（CTA）、超声、数字减影血管造影（DSA）和磁共

振成像（MRI）。这些检查方法可以提供更详细的血管结构和血流情况信息，有助于确定深静脉血栓形成或动脉受压搏动减弱的存在。

100. ABC 深静脉血栓形成和动脉受压搏动减弱的发生原因包括血管内皮损伤、血液高凝状态和血流缓慢。医源性损伤、感染史和运动时间过长可能会增加发生这些疾病的风险，但不是直接导致这些疾病发生的原因。

全真模拟试卷（六）答案解析

一、单选题

1. C 心脏和大血管通常使用较低频率的探头，如 2.5MHz 探头。甲状腺通常可以使用较高频率的探头，如 7MHz。周围血管通常需要较高频率的探头，一般在 7MHz 以上。肝内门静脉通常可以使用较低频率的探头，如 3.5MHz。乳房通常需要使用较高频率的探头，如 7~10MHz。

2. A 相控阵探头是一种具有多个发射和接收元件的超声探头，可以通过改变元件的激发和接收顺序来形成和调整超声波束。相控阵探头具有较高的分辨率和成像质量，适用于心脏超声检查。

3. D 不同人体软组织对超声辐射的敏感程度不同。胚胎和眼部组织属于敏感器官。FDA 规定眼部空间峰值时间平均声强（ISPTA）为 17mW/cm²，胎儿 ISPTA 为 94mW/cm²，心脏 ISPTA 为 430mW/cm²，脉管 ISPTA 为 720mW/cm²。

4. D 正常眼动脉的多普勒血流频谱通常呈现三峰双谷的形态。这是因为眼动脉血流呈现脉冲性的特点，血流速度在收缩期快速上升，形成第一个峰，随后迅速下降形成第一个谷；而在舒张期，血流速度再次上升形成第二个峰，然后再次下降形成第二个谷；最后在舒张中期，血流速度又出现第三个峰。这样形成了三峰双谷的频谱形态。

5. C 多个病例需进行穿刺，其中一例为感染者，其穿刺顺序应该为最后一位，避免交叉感染的风险。

6. D 超声造影可以通过注射超声造影剂，增加结节内部的血流信号，使坏死部分和健康组织之间的区别更加明显，有助于判断结节的性质和边界。

7. C 三维超声成像的方法包括三维图像重建、三维图像的采集、采集数据的存储和重建三维图像的显示。二维图像的形成是二维超声成像的方法，不属于三维超声成像的方法。

8. A 在肺动脉高压的情况下，由于右心室收缩时需要克服更大的阻力将血液推送到肺动脉，因此肺动脉瓣 M 型超声曲线上的 a 波可能会消失。

9. A 超声心动图一般通过胸骨旁进行检查，主要从剑下区和胸骨上窝区进行探测。心尖区是超声心动图的常规探测部位之一，可以通过此区域探测到心脏的心尖部位。经食管是超声心动图的一种特殊探测方式，适用于无法通过胸壁获得清晰图像的患者。

10. D 梗阻性肥厚型心肌病的超声表现通常包括左心室后壁增厚，室间隔明显增厚，主动脉瓣收缩中期部分关闭，以及室间隔厚径与左心室后壁厚径的比值大于 1.5。梗阻性肥厚型心肌病的心室壁肥厚通常是非对称性的，而不是弥漫性向心性肥厚。

11. D 心脏是一个相对较少发生原发性肿瘤的器官，但它可以成为其他部位肿瘤的转移靶点。心脏转移性肿瘤最常累及心包。

12. B 肺动脉闭锁指的是主肺动脉、肺动脉瓣、肺动脉分叉部及左、右肺动脉分支中的一处或几处发生闭锁，根据有无室间隔缺损分为两型。

13. A 卵巢为一对扁椭圆形的性腺，位于输卵管的后下方和子宫两侧的后上方，通过卵巢系膜与子宫阔韧带后层相连。在排卵期前，一侧卵巢内会出现直径达1.0cm以上的卵泡，其中一个卵泡会迅速发育成为优势卵泡。在月经周期的第5天开始，超声图像上可以显示出卵泡的存在。卵泡的大小会随着月经周期的变化而变化，特别是在排卵期前后会有明显的变化。优势卵泡的直径达到1.8~2.5cm时，通常被认为是成熟卵泡，准备进行排卵。根据黄体囊内出血量的不同和检查时间不同，黄体内回声可为无回声、网状低回声或云雾状不均回声等。卵巢的髓质和皮质在超声图像上没有明显的回声差异。正常情况下，卵巢的内部组织呈均匀的中等回声，并且没有明显的分层或区域性回声变化。

14. D 妊娠5~6周可出现卵黄囊，妊娠6~7周时可见胚芽及胎心搏动，"双泡征"仅为一过性表现，妊娠7周后不再出现，妊娠10周后，"双环征"消失。妊娠12~14周，胚外体腔消失。

15. D 桥本甲状腺炎的声像图特点是内部回声普遍减低、增粗，呈网格状。甲状腺非对称性肿大不是桥本甲状腺炎的典型特点；双侧叶腺体血流信号减少也不是桥本甲状腺炎的典型特点；正常的实质内见片状强回声也不是桥本甲状腺炎的典型特点；通常不会有多发强回声结节。

16. A 多发性大动脉炎是一种系统性血管炎症，主要累及大中型动脉。在早期阶段，多发性大动脉炎主要累及动脉周围及动脉外膜。随着疾病的进展，炎症可逐渐波及内中膜和全层，导致血管狭窄和闭塞。

17. D 根据目前的国际指南，当腹主动脉瘤的直径超过5.0cm时，通常被认为是手术的指征。

18. D 根据题干中特征，最可能的诊断是肝囊肿合并感染。肝囊肿是肝脏常见的囊性病变，其特征是边界清晰、光滑，内部充满液体。合并感染时，囊肿内部可能有低回声，而感染引起的炎症反应可以导致周围血流增加和声影的形成。

19. B 乳腺肿块的硬度检查可以使用弹性成像技术。弹性成像是一种用于评估组织硬度和弹性的超声技术，它可以通过施加压力或振动在乳腺组织中产生应变，从而评估组织的硬度和弹性。在乳腺肿块的检查中，通过弹性成像可以评估肿块的硬度，从而判断其性质和良性或恶性。二维超声、超声造影、三维超声和钼靶X线，虽然可以提供一些有关乳腺肿块的信息，但不适用于直接评估肿块的硬度和弹性。

20. A 主动脉瓣二叶畸形是一种先天性心脏畸形，特点是主动脉瓣只有两个瓣叶，而正常情况下主动脉瓣有三个瓣叶。在这种情况下，主动脉瓣在开放时呈鱼口状，而在关闭时呈一字形。

21. E 鲁登巴赫综合征是一种罕见的先天性心脏病，特征是房间隔缺损和二尖瓣狭窄同时存在。房间隔缺损导致左向右分流，二尖瓣狭窄则导致左心室和左心房之间的流量受限。

22. D 前列腺增生是指前列腺组织的非恶性增生，常见于中老年男性。随着年龄的增长，前列腺组织逐渐增大，压迫尿道，导致尿流缓慢、排尿困难和夜尿增多等症状。前列腺炎、尿道狭窄、前列腺癌和膀胱结石也可以引起类似的症状，但在中老年男性中，前列腺增生是最常见的病因。

23. D 根据超声心动图检查结果，主动脉起源于右心室，肺动脉骑跨在室间隔上，大部分起源于右心室，可以考虑诊断为右心室双出口。

24. B 患者有长期咳嗽、咳痰的病史，冬季感冒时症状更为明显，这提示患者可能存在慢性支气管炎。患者近日感冒后症状加重，伴呼吸急促和双下肢水肿，这可能是由于肺气肿和肺心病引起的。

25. E 胃窦肿瘤可导致胃壁蠕动减弱及梗阻，胃周围淋巴结转移及卵巢、腹膜、肝脏等的转移。胃壁蠕动减弱是由于胃肿块的压迫导致胃壁蠕动受限，而不是增强。

二、多选题

26. ABDE PRF 越高，表示单位时间内发射的脉冲数越多，但每个脉冲的深度较浅，因此取样深度较小。取样门用于测量血流速度的范围，因为心脏的血流速度变化较大，如果取样门固定，可能无法准确测量心脏血流参数。距离分辨力和速度分辨力与 PRF 无关，而与超声的脉冲宽度和频率相关。探测深度越深，超声波在组织中传播的距离越长，因此可测到的血流速度越低。不同部位的血流测量需要权衡选择合适的超声参数，例如心脏血流需要较高的 PRF 和较高的灵敏度，而肢体和腹部器官血流需要较低的 PRF 和较低的灵敏度。

27. BC 彩色多普勒成像利用多普勒效应来测量和显示血流速度和方向。改变彩色多普勒的滤波条件可以调整显示的血流信号，以获得更准确的血流信息。其他选项中，连续波多普勒技术是一种用于测量血流速度的技术，但不是多普勒组织成像的原理。二次谐波技术和间歇式超声显像技术是用于改善图像质量的超声技术，与多普勒组织成像原理无关。

28. ABCDE 超声诊断仪的扫描方式包括：①电子线阵扫查；②电子凸阵扫查；③电子扇形扫查；④机械扇形扫查；⑤相控阵扇形扫查；⑥环阵相控扫查。

29. ABC 血流多普勒频谱可以通过显示颜色或灰度图像来确定血流的方向，结合管径测量可以更准确地评价血流方向。血流多普勒频谱可以测量血流的速度，通过显示频谱图像来定量或定性地评估血流速度。血流多普勒频谱可以结合管径测量来计算血流量，通过测量管径和血流速度可以得到血流量的定量结果。血流多普勒频谱并不能直接评价血流路径，它主要用于测量血流速度和血流量。超声波入射角是指超声波束与被检测物体表面之间的夹角，与血流多普勒频谱结合管径测量无直接关系。

30. ABE 双腔右心室的病理特征是右心室漏斗下方存在异常肥厚肌束将其分成两个腔，近端为高压腔（流入道部），远端为低压腔（流出道部），梗阻部位在右心室体部或漏斗部下方，形成右心室中部梗阻。肥厚肌束远侧的心室壁及漏斗部无异常。该病根据肥厚肌束的形态可分为隔膜型和肌束型。双腔右心室可单独存在，但多数合并有室间隔缺损，室间隔缺损绝大多数为膜周型，多数与近侧的高压腔相通，少数为漏斗部室间隔缺损与远侧低压腔相通。二维超声多切面可以显示右心室内异常粗大的肌束。在大动脉短轴及右心室流出道长轴切面，显示粗大肌束起自室上嵴，横跨右心室中部，止于右心室游离壁。通常可见右心室壁和室间隔的心肌局部呈楔形肥厚或舌状肥厚凸向右心室腔，两者相对形成狭窄交通口。

31. ABCDE 在肺动脉栓塞中，栓子的来源可以包括血栓、脂肪栓、空气栓、癌栓和肿瘤。这些栓子可以通过循环系统进入肺动脉，并导致肺动脉栓塞的发生。其中，血栓是最常见的栓子来源。

32. BCE 左侧三房心的超声表现：左心房内隔膜回声，左心室长轴切面自主动脉后壁处向下延伸到左心房后壁中上部。四腔心切面，左心房隔膜横跨左心房腔将左心房分成两个腔，与肺静脉入口相连的为副房腔，与二尖瓣和左心室相连的为真房腔。隔膜回声可为连续完整的，也可有一个孔口或者两个孔口呈不连续回声（隔膜孔口），隔膜回声距二尖瓣环比较远。左侧三房心常伴有房间隔缺损，房间隔回声中断。

33. BCDE 由于主动脉缩窄导致血流受阻，远离缩窄部位的主动脉段可能会出现扩张。彩色多普勒超声可以显示缩窄部位血流速度加快，呈现五彩镶嵌状的血流图像。超声可以观察到缩窄部位管腔明显变细，也可以看到类似隔膜的结构。超声多普勒可以显示缩窄部位远端血流频谱的改变，呈现缺血样的特征，如峰值速度减慢、加速时间延长等。内膜撕裂通常是主动脉夹层的特征，而不是主动脉缩窄的特征。

34. BDE 常见的发绀型先天性心脏病有法洛四联症、法洛三联症、右心室双出口，少见的有完全型大动脉转位、永存动脉干、房间隔缺损合并完全型肺静脉异位引流、单心室、三尖瓣闭锁、肺动脉瓣闭锁等。

35. AD 先天性肺动脉狭窄的超声表现为右心室轻度增大，右心室壁增厚，左心室内径正常，左心室壁厚度正常，肺动脉瓣增厚，开放受限。部分患者可能出现右心室流出道狭窄，肺动脉瓣上呈狭窄后扩张。其他瓣膜的形态和开闭功能尚可。因为右心室需要克服肺动脉瓣狭窄的阻力，从而增加了血流进入肺动脉的压力，导致主肺动脉扩张。收缩期右心室流出道血流速度增快是主动脉瓣狭窄的特征，与肺动脉瓣狭窄无关。

36. ABCE 长期高血压会导致心脏负荷增加，引起左心室壁增厚，出现左心室肥厚的超声表现。肾脏病变如肾动脉狭窄、肾小球肾炎等可以导致高血压，进而引发高血压性心脏病。长期高血压会导致左心室负荷增加，引起左心房扩大，超声中可见左心房轻度增大，一般不会引起明显的右心房增大。长期高血压会导致左心室壁肥厚，超声中可见室间隔与左心室后壁增厚。

37. ABCD 胸膜腔是指脏胸膜和壁胸膜之间的空腔，是一个具有负压的腔体，且内部仅有少量浆液。胸膜是由两层胸膜（脏胸膜和壁胸膜）组成的，它们互相连续。胸膜腔的容积比胸廓范围小。胸膜腔的容积可以通过胸廓的运动而改变，从而实现呼吸运动。胸廓和膈围成胸腔。胸廓是由胸骨、肋骨和脊柱构成的，而膈膜是位于胸腔底部的肌肉。肺左、右各一，位于胸腔内，在膈肌的上方、纵隔的两侧。

38. ABDE 胸膜转移癌通常起源于其他器官的恶性肿瘤，如肺癌、乳腺癌等，常见于胸壁深侧、胸膜腔或肺表面。胸膜转移癌在超声检查中可呈现为胸膜上的等回声结节状隆起。较小的胸膜转移癌病灶在超声检查中仍然可以被观察到，通常呈现低回声结节。胸膜转移癌和弥漫性间皮瘤在超声检查中有时难以鉴别，需要结合其他影像学检查和临床资料进行综合评估。

39. ABCD 在肝癌的 CDFI 图像中，肿瘤周围的血流呈现出"篮网"样的分布。肝癌的血流速度通常较快，这与肿瘤的高血供有关。肝癌的血流阻力指数一般较低，多表现为低阻型血流频谱。肝癌的血流供应通常会导致肿瘤周围血流的增多。在肝癌的 CDFI 图像中，瘤体内部常可以观察到丰富的血流信号。

40. ACDE 先天性无子宫是一种严重的子宫畸形，双侧卵巢形态可正常。始基子宫在膀胱后方可见类子宫的肌性结构，不能分辨宫体与宫颈结构，无宫腔线及内膜回声。双角子宫是指两侧副中肾管未完全融合，导致子宫具有两个角。纵隔子宫是指子宫位于纵隔区，可以分为完全性纵隔子宫（子宫完全位于纵隔）和不完全性纵隔子宫（只有部分子宫位于纵隔）。子宫和泌尿系统的发育是相关的，因此子宫畸形可能与泌尿系统畸形有关。

41. ABCDE 子宫内膜增生多见于青春期和更年期女性，与雌激素水平的变化有关。子宫内膜增生按增殖的程度分为单纯型、复杂型和不典型增生。子宫内膜增生常伴有月经紊乱、经期延长、不规则阴道出血等症状。子宫内膜增生是由于子宫内膜受雌激素持续作用却无孕激素拮抗，而发生不同程度的增生性改变。声像图检查子宫内膜增生时，内膜呈均匀高回声，增厚，内膜基底层与子宫肌层分界清晰。

42. ABCE 原发于胃肠道的卵巢转移癌又称库肯勃瘤。卵巢转移癌常双侧发生，最常见的原发部位包括胃肠道和乳腺等。卵巢转移癌的病灶内可能出现囊性变化，包括黏液样囊性区。卵巢转移癌在瘤内出现出血、坏死等情况时，声像图上可能显示出局部不规则无回声区。

43. BDE 孕 12 周后，无脑儿不见胎头颅骨强回声光环。头部纵切面在眼眶与后枕部以上胎头光环消失，不见颅内正常结构，仅见眼眶。无颅盖，无大脑，仅见颅底及颅底部分的脑组织，面部正中矢状切顶颌径明显缩短，颜面部各结构均可显示。通常伴有羊水过多。

44. ABCDE 80% 的原发性甲状旁腺功能亢进症由甲状旁腺腺瘤引起，是甲状旁腺功能亢进症的主要病因，女性的发病率较高，大多数甲状旁腺腺瘤为单发性。甲状旁腺腺瘤导致甲状旁腺功能亢进，使

血钙增高，从而引起骨质疏松和骨折等症状。超声检查是甲状旁腺腺瘤的常用检查方法，甲状旁腺腺瘤通常呈圆形或椭圆形，呈低回声，CDFI 示内部血流丰富。

45. ACD 附睾结核病变通常从附睾尾部开始，可导致附睾的肿大和增厚。睾丸结核常呈现为单个或多个散在的结节状病灶，形成睾丸的结核结节。附睾结核通常表现为附睾尾部局部肿大，而不是弥漫性肿大。阴囊壁结核的病灶通常呈现为局部结节或溃疡形式，而不是弥漫性分布。

46. ABCDE 脂肪瘤的超声表现：①灰阶超声：与皮下软组织或肌层内长轴，或与皮肤平行。回声可为高回声、等回声或低回声。表现为椭圆形、梭形或分叶形，绝大多数边界清楚。内部见条索状或带状高回声，呈典型的"条纹"或"羽毛状"。后方回声没有改变。表浅者可压缩变形。②彩色多普勒超声：大多数瘤体内部不显示血流信号，有时可扫及少许点、线状血流信号。

47. ABCD 颈总动脉的管腔通常是稳定的，不会因为呼吸的变化而出现明显的变化。此外，超声探头加压时，颈总动脉的管腔通常不会闭合。相较于静脉，颈总动脉的管壁较厚，这是因为颈总动脉需要承受较高的血压和血流压力。颈总动脉是从心脏供血到头部和颈部的重要动脉，血流方向是由心脏向远心端供血。颈总动脉的血流通常是搏动性的，与心脏的收缩和舒张有关，可以通过超声来观察血流的搏动特点。

48. ABCDE 肝段下腔静脉梗阻的超声表现为下腔静脉汇入右心房处下方管腔狭窄或闭塞，管腔内可见向上凸出或斜行的膜状分隔，也可能显示为团块状回声。此外，肝静脉管腔变得纤细或闭塞，同时可能观察到阻塞远侧下腔静脉扩张。

三、共用题干单选题

49. A 根据患者的临床情况，首先需要完成腹部超声检查。超声检查可以提供关于肝占位的详细信息，确定穿刺的靶目标。

50. B 根据超声检查显示的多发肝内占位，首先选择位于肝右叶的占位作为穿刺的靶目标。根据肝脏的解剖结构，肝右叶是最常见的肝占位发生区域。

51. E 穿刺是直接针对肝组织进行的，因此不需要避开肝组织。

52. D 超声引导下穿刺通常是直接针对病灶内部的实性部分进行的，以获取病理样本进行进一步的诊断和评估。

53. E 穿刺病理可以帮助明确诊断、判断原发还是转移、确定组织类型和分化程度，但并不能直接提高疗效。治疗策略的制定还需要综合考虑其他因素。

54. A 房间隔缺损是指心脏房间隔的缺损，使得氧合血流从左心房流入右心房，导致左向右分流。超声心动图中的房间隔中部回声中断和左向右分流束是房间隔缺损的典型表现。

55. C 房间隔缺损导致左向右分流，使得右心室向外排血量增加，通常会导致右心室扩大而非缩小。

56. B 该患者超声检查显示胸骨旁大动脉短轴切面 12 点钟处室间隔连续性中断，并探测到左向右过隔血流信号。这是嵴内型室间隔缺损的典型表现，即缺损位于室间隔的嵴内部分。

57. A 漏斗部室间隔缺损主要为圆锥间隔对合不良所致，通常很少自然闭合，分为嵴内型和干下型：①嵴内型室间隔缺损：缺损位于室上嵴内，缺损周边为肌肉组织，从左心室分流来的血液直接进入右心室流出道。②干下型室间隔缺损：缺损位于肺动脉瓣下，也称为肺动脉瓣下型。

缺损同时紧邻主动脉瓣右冠瓣，缺损位置比较高，处于肺动脉瓣和主动脉瓣下方，右冠瓣在缺少支撑后易导致瓣叶脱垂形成主动脉瓣反流。

58. E 在胸骨旁主动脉短轴切面上，可以显示左心房、右心房、三尖瓣、右心室流入道、右心室流出道、主动脉右冠瓣、主动脉左冠瓣、主动脉无冠瓣、肺动脉主干以及肺动脉的左右分支等结构。由于切面的位置和方向，无法显示左心室。为了观察左心室的结构，可以采用主动脉长轴切面或四腔心切面。

59. E 根据患者的临床表现和超声检查结果，最可能的诊断是急性坏疽性和气肿性胆囊炎。患者出现发热、寒战、呕吐、腹痛等症状，右上腹压痛、反跳痛、墨菲征阳性，超声检查显示胆囊增大，胆囊壁不均匀性增厚，以前壁增厚最为明显，回声粗乱，胆囊腔内可见点、絮状回声漂浮。这些表现与急性坏疽性和气肿性胆囊炎的特点相符，即胆囊壁的坏死和气体积聚导致胆囊壁的增厚和不规则回声，胆囊腔内可见气体强回声。

60. D 患者出现发热、寒战、呕吐、腹痛等症状，发现右上腹压痛、反跳痛、墨菲征阳性，超声检查显示胆囊壁局部回声连续性中断，周围可见局限性无回声，这些表现提示有胆囊壁的穿孔，可能导致胆囊腔内物质泄漏到周围组织，引起并发症。

61. A 胆囊腔积气是急性坏疽性和气肿性胆囊炎的重要诊断特征之一。超声检查显示：胆囊腔内有气体强回声。早期诊断有助于及时采取治疗措施，避免并发症的发生。

62. B 根据患者的年龄、消瘦、上腹部可触及包块以及实验室检查结果，最可能的诊断是胰腺癌。胰腺癌常表现为消瘦、上腹部包块和升高的肿瘤标志物（如CA19－9）。

63. B 胰腺癌最常发生于胰腺的头部，占70%～75%的病例。胰头部位于胃窦的后方，是胰腺最大的部分。

64. E 胰腺癌以来自胰管上皮细胞的腺癌（又称导管腺癌）最常见，其次为起源于胰腺泡上皮细胞的腺泡细胞癌，而起源于变性细胞的多形性腺癌、黏液表皮样癌、鳞状细胞癌、胰岛细胞癌、神经内分泌癌等较为罕见。

65. C 胰腺癌胰管多呈不均匀串珠样增宽，慢性胰腺炎胰管不规则扩张，有时管腔内有结石。胰腺癌多为局限性肿大，可伴有淋巴结肿大和腹水；胰腺癌肿瘤后方回声常衰减；慢性胰腺炎的胰腺体积多为轻度肿大或萎缩。

四、案例分析题

66. CDE 腹部CT可以提供更详细的胰腺图像，包括肿物的大小、形态和边界，以及与周围结构的关系。增强扫描可以帮助评估肿物的血供情况。腹部MRI也可以提供类似的胰腺图像，并且对于一些特殊情况，如胰腺囊肿的评估，MRI可能更有优势。增强MRI可以提供更详细的血管影像。超声造影是通过在静脉内注射造影剂来增强超声图像，以便更清楚地观察血流动力学和血管解剖，可以帮助评估肿物的血供情况。腹部X线平片、消化道造影和核医学，对于明确胰腺肿物的性质和特点可能不够敏感或特异，因此不是首选的检查方法。

67. E 根据超声检查结果，患者胰体有肿物，低回声，边界不清，形态不规则，胰尾部胰管扩张。增强影像学检查显示肿物呈延迟强化，边缘模糊，腹腔肿大淋巴结。根据这些表现，高度怀疑为胰腺癌。为了获得病理诊断，最安全有效的检查方

法是超声引导细针穿刺活检。超声引导细针穿刺活检可以直接引导针头穿刺肿物，获得病理标本，有较高的准确性和安全性。其他选项如手术中切除活检、CT引导细针穿刺活检、MRI引导细针穿刺活检以及超声引导粗针穿刺活检都有一定的创伤风险，而且对于胰腺肿瘤的定位和引导能力较弱，因此不是最佳选择。超声引导针吸细胞学检查可以用于评估肿块的性质，但对于获得确切的病理诊断来说，细针穿刺活检更为可靠。

68. CD 由于肿物呈现低回声、边界不清、形态不规则，并且存在腹腔肿大淋巴结，这些特征暗示可能是胰腺恶性肿瘤。在这种情况下，穿刺活检可能存在一定的风险，可能导致肿瘤细胞的散播。因此，延期穿刺是合理的选择。考虑到患者的腹背痛症状和可能的肿瘤炎症反应，抗炎治疗可以用于缓解疼痛和控制炎症。可使用非甾体抗炎药（NSAIDs）或其他适当的抗炎药物。尽快穿刺活检或手术切除，可能需要更多的评估和准备工作，因为尚未明确肿瘤的性质和确诊。化学治疗和输血小板在这个阶段不是首选的处理方式。

69. ABCF 患者的超声和增强影像学检查结果提示可能存在胰腺肿瘤，而血常规结果正常。胰腺肿瘤可能导致血管受压或侵犯，因此在穿刺时要避开大血管，以减少出血的风险。胃肠气体的存在可能会干扰穿刺的可视化和准确性，因此尽量避开胃肠气体区域进行穿刺。多次穿刺可能增加患者的不适和并发症的风险，因此应尽量减少穿刺的次数。患者的超声检查显示胰尾部胰管扩张，意味着可能存在胰管梗阻或阻塞。在穿刺时要避开扩张的胰管，以防止进一步损伤。

70. ABD 根据患者的临床症状和检查结果，可能存在胰腺肿瘤并出现穿刺相

关的腹痛。腹痛可能是由于穿刺引起的，因此需要嘱患者休息，避免剧烈活动，以减轻症状。禁食可以减少胰腺的刺激，有助于缓解症状。穿刺后出现腹痛可能是由于胰周积液或出血导致的，因此需要复查超声来排除这些并发症。

71. ABCDEF 穿刺可能引起多种并发症，包括：①出血：穿刺过程中可能会损伤血管，导致出血。②感染：穿刺过程中可能引入细菌或其他微生物，导致感染。③低血压：大量出血或感染可以导致血压下降。④脏器损伤：穿刺时可能会误伤周围的脏器，如胰腺、肠道等。⑤血栓形成：穿刺后的血管损伤可能引起血栓形成。⑥腹膜炎：严重感染可以导致腹膜炎的发生。

72. ABCDEF 术后应密切观察患者的生命体征，包括血压、心率、呼吸频率等，以及检查穿刺部位是否有出血迹象。穿刺后应对患者进行至少2小时的观察，观察是否有出血、疼痛、肿胀等症状。选择穿刺针和引流导管时应先使用较细的针和导管，以减少血管损伤和出血的风险。有凝血功能异常的患者更容易出现出血并发症，因此在穿刺前应谨慎评估患者的凝血功能，并采取相应的措施。尽量减少穿刺次数可以降低出血的风险，避免进一步损伤血管和组织。根据患者的具体情况，可以考虑使用止血药来控制出血。

73. ABCDEF 良好的通风条件和干燥整洁的环境可以减少细菌和其他病原体的滋生和传播。在穿刺过程中，应严格遵守无菌操作的要求，包括穿刺用具和敷料的无菌处理，以减少感染的风险。穿刺用具和敷料在使用前必须进行严格的消毒处理，确保无菌状态，同时诊疗操作也要符合无菌要求。减少室内人员的走动可以减少空气中的细菌和病原体的传播。为了避免交

叉感染，要将污染和非污染的物品分别摆放，防止污染物品污染无菌物品。在穿刺诊疗过程中，应注意避免在病变区域注入过量的造影剂或清洗药液，以防止逆行感染的发生。

74. D 超声心动图是诊断法洛四联症的首选辅助检查，可以明确心脏结构的异常以及心脏功能的情况。

75. AF 法洛四联症的治疗目标是根治，通过手术修复或重建异常的心脏结构，以恢复正常的血液流动。对于3个月的患儿，最适宜的治疗方式是姑息性手术，择期行二期纠治手术。姑息性手术旨在减轻症状，改善患儿的生活质量。

76. ACDEF 根治术后，患者可能出现心律失常、室间隔缺损残余分流、灌注肺、低心排血量综合征和感染性心内膜炎等并发症。这些并发症需要及时识别和处理。

77. E 根据患者的临床表现和超声检查的结果，中上腹饱胀不适，腹部压痛，脾肋下2指，移动性浊音阳性，以及超声检查显示胰腺异常，最可能的病因是急性胰腺炎。其他选项如肠梗阻、肝硬化、胃癌、原发性肝癌和肝血肿与该患者的临床表现和超声检查的结果不符。

78. C 患者的临床表现包括中上腹饱胀不适，腹部膨胀，中上腹质韧包块以及脾肋下2指移动性浊音阳性。这些表现提示可能存在腹水的情况。超声检查可以用于确认腹水的存在、评估腹水的性质（如渗出液还是腹腔积液）以及指导进一步的诊断和治疗。因此，在这种情况下，最重要的检查部位及关注点是腹水。

79. B 若超声检查发现肝内占位性病变，为了较好地显示肝脏肿瘤，最理想的探头频率是3~5MHz。较低的频率可以提供更好的穿透力和深度，适合肝脏此类深

部结构的检查。

80. B 彩色多普勒超声可以评估血流情况，如果病灶内无彩色血流信号，进一步检查可行 X 线腹部平片，以提供更多的信息来帮助诊断。

81. AD 胰腺癌由于大量纤维结缔组织增生导致后方回声减弱。胰腺癌在进展过程中常常发生周围淋巴结的转移，因此在声像图中可以观察到周围淋巴结增大。在胰腺癌的声像图中，由于肿瘤的不良血供，常常出现坏死和出血，也可见到钙化斑的存在。钩突部肿瘤可见肠系膜上静脉前移。在胰腺癌的声像图中，由于肿瘤的浸润和压迫，可导致脾静脉和门静脉的狭窄和闭塞。彩色多普勒是一种能够显示血流方向和速度的超声技术，可以评估肿块周围血管的浸润情况。

82. ACEF 壶腹癌是指位于胰头和胆总管之间的胆管下段癌，它可以表现为胰头的不规则低回声肿块，并向周围蟹足样浸润，胆管及胰管显著扩张。因此，壶腹癌是需要与此病例中的肿块进行鉴别的疾病。胆总管结石可以导致胆管显著扩张，但通常不会表现为胰头的不规则低回声肿块。下段胆管癌也可以表现为胰头的不规则低回声肿块，并向周围蟹足样浸润，胆管显著扩张，需要进行鉴别。慢性胰腺炎可以导致胰头的不规则低回声肿块，但不会向周围蟹足样浸润，胆管扩张也不明显。胃癌周围浸润可以导致胃壁增厚和不规则低回声肿块，需要与此病例中的肿块进行鉴别。十二指肠乳头癌可以导致胆管显著扩张，需要与此病例中的肿块进行鉴别。

83. ABCEF 壶腹癌和胰头癌的鉴别主要通过解剖部位及胆管、胰管的状态不同进行判断。壶腹癌通常较小，直径一般不超过 3cm。壶腹癌可以阻塞胆管，常导致黄疸的早期出现。壶腹癌常导致胰管和

胆管的明显扩张，而且扩张的长度较长。尽管壶腹癌可以引起胆管扩张，但肝内外胆管扩张并非壶腹癌的特征。壶腹癌通常具有更明显的浸润性生长，可累及胰头周围的组织结构。与胰头癌相比，壶腹癌的浸润性更明显。

84. EF 胰头癌通常表现为胰头的不规则低回声肿块，而下段胆管癌通常不会导致胰头的实性占位。胰头癌常导致胰管的显著扩张，而下段胆管癌通常不会引起胰管的扩张。

85. ABCDEF 梗阻性黄疸是指由于胆道梗阻而导致胆汁排泄受阻，引起黄疸的症状。除了胰头癌外，还有其他可能导致梗阻性黄疸的原因。如：胆管癌是指发生在胆管内的恶性肿瘤，可以导致胆道梗阻和黄疸。十二指肠肿瘤如恶性肿瘤或良性肿瘤，如果位于十二指肠降部附近，可能会压迫胆总管，导致梗阻性黄疸。胆总管结石是指胆总管内形成的结石，当结石阻塞了胆管，会导致胆道梗阻和黄疸。胆道蛔虫是指寄生在胆管内的蛔虫，当蛔虫堵塞了胆管，也会引起胆道梗阻和黄疸。胆总管癌栓是指胆管内的恶性肿瘤细胞进入胆总管，阻塞了胆管的通路，导致梗阻性黄疸。胃周淋巴结的肿大或转移性恶性肿瘤可压迫胆管末端，导致梗阻性黄疸。

86. B 根据患者的病史和 CT 检查结果，下一步应进行的检查是超声检查。患者有脾切除病史，在脾区发现略低于肝脏密度的结节，说明可能为实性成分，应行超声检查确认是否为实性成分及其血流情况。超声可以更详细地评估脾区的结节，确定其性质和可能的病变类型。腹部 X 线、腹部增强 CT、腹部 MRI、穿刺活检、PET-CT在这种情况下可能不是首选的检查方法。

87. C 由于患者有肝硬化脾全切术的

病史，脾切除后副脾组织可能会出现增生，形成密度均匀的结节。其他选项，如肿大淋巴结、肾上腺腺瘤、胰尾部肿瘤、左肾占位和腹膜后占位在这种情况下可能不太符合临床情况。

88. ABDEF 副脾是常见的一种先天性变异，其发生率为 10% ~ 35%，可单发或多发，呈类圆形。副脾可发生于腹腔内的任何部位，声像图示副脾多位于脾门处，通常呈圆形或类圆形等回声结节，边缘清晰，包膜完整，内部回声均匀。CDFI 示副脾有来自脾门处动静脉的分支血管。

89. D 根据题目叙述，患者确诊为脾切除术后副脾增生，并且出现血小板计数逐渐降低且近期明显减低。因此，下一步应采取的治疗是手术治疗。脾切除术后副脾增生可能导致血小板的过度破坏，造成血小板减少症。手术治疗可以考虑再次切除副脾，以减少对血小板的破坏，从而改善血小板减少症状。

90. C 根据叙述，患者出现尿量明显减少，超声检查显示双肾明显增大、实质增厚、回声增高，肾锥体增大、回声减低，肾皮质与肾窦分界清楚。这些特点符合急性肾功能不全的超声声像图表现。

91. D 急性肾衰竭是指短时间内发生的肾小球滤过率急剧下降，致使出现少尿、无尿和氮质血症。少尿的诊断标准为 24 小时尿量少于 400ml 或每小时尿量少于 17ml；无尿的诊断标准为 24 小时尿量少于 100ml。

92. BCDEF 在急性肾功能不全时，肾脏本身可能出现异常，如肾实质损伤或肾小球病变，因此肾本身的声像图并不正常。急性肾功能不全时，由于肾脏的功能减退和水钠潴留，肾脏的体积可能会减小。急性肾功能不全时，肾脏的实质可能会发生水肿和炎症反应，导致肾实质增厚，并

显示为回声增高。肾锥体是肾脏内部的锥形结构，由于急性肾功能不全时血液循环障碍，肾锥体的灌注减少，导致回声减低。急性肾功能不全时，肾脏周围可能有积液或水肿的表现，呈现为肾窦内或肾周围纤细的弱回声带。急性肾功能不全时，由于尿液排泄减少，可能导致腹腔内的积液，显示为声像图上的回声。

93. ACDEF 肾前性的原因常见为有效血容量不足，如脱水、休克和出血等。肾源性的原因常见为肾实质急性病变，如急性肾小球肾炎、肾中毒（如药物中毒、重金属中毒）、挤压综合征、急性溶血及移植肾急性排异反应等，这些病因会直接影响肾脏的功能，导致急性肾功能不全的发生。肾后性的原因主要为不同原因引起的双侧尿路梗阻。

94. BDEF 根据题干的超声表现，患者双肾明显增大、实质增厚、回声增高，肾锥体增大、回声减低，肾皮质与肾窦分界清楚，这些特点符合肾源性肾衰竭的改变。此外，超声在肾衰竭的评估中，能够提供肾损害的形态学资料，鉴别急性或慢性肾衰竭。超声可以对急性肾衰竭的原因是否为肾前性、肾源性或肾后性做出可靠判断。超声能够同时发现肾以外的病变或并发症，为临床选择合理的治疗方案提供可靠依据。

95. ABCD 根据患者的临床表现和实验室检查结果，阴道出血和血 HCG 升高，需要考虑妊娠相关的疾病，包括妊娠物残留、绒毛膜癌、胎盘部位滋养细胞肿瘤和侵蚀性葡萄胎。

96. ABCD 为了鉴别诊断，需要进行相关的检查。清宫后组织病理学检查可以提供组织学诊断。宫腔镜可以直接观察宫腔内情况，检查宫腔有无异常病变。子宫动脉造影可以评估子宫血流情况。经阴道

超声可以观察子宫内腔的结构和异常病变。

97. B 声像图显示宫腔底部有中强回声，边界欠清，内部回声不均，有多个不规则无回声区，CDFI 显示较丰富的血流信号，频谱为低阻力血流，阻力指数为0.38。这些特征提示可能存在妊娠物残留。

98. ABD 主动脉夹层动脉瘤的常见病因包括动脉粥样硬化、梅毒和马方综合征。动脉粥样硬化是最常见的病因，梅毒和马方综合征也可以导致主动脉夹层动脉瘤的发生。其他选项中的先天性发育异常、感染和发热不是主动脉夹层动脉瘤的常见病因。

99. ABCDF 主动脉夹层动脉瘤的声像图特点表现为主动脉内径增宽，呈双层管壁，夹层破裂口处显示多花色彩色血流，管腔内可见撕脱的内膜回声，主动脉被分为两个腔（真腔和假腔），血液由真腔进入假腔，为双期往返状，从而可确定破口位置。两腔内均可见血流信号。腹主动脉夹层为内膜撕脱，病变位于管腔内，而不是管腔外。

100. ABDE 主动脉夹层动脉瘤是一种严重的主动脉疾病，其真腔和假腔之间由内膜分离形成。主动脉夹层动脉瘤的真腔内血流速度快，颜色鲜明；假腔内血流通常较为缓慢且颜色暗淡，易于形成血栓，假腔内无血流充盈。脉冲多普勒超声可记录到主动脉夹层动脉瘤真腔内的血流频谱，通常类似于正常的多普勒频谱。